W0064621

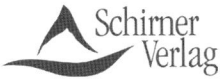

Schirner
Verlag

FRIEDRICH KOPSCHE

Schüßler-Salze
BEGLEITER FÜR DIE SEELE

DIE BEDEUTUNG DER SEELISCHEN,
GEISTIGEN ASPEKTE UND DIE
ENERGETISCHEN VERBINDUNGEN
ZU ANDEREN HEILWEISEN

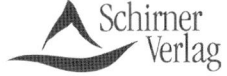

Schirner
Verlag

ISBN 978-3-8434-1067-0

Friedrich Kopsche:
Schüßler-Salze
Begleiter für die Seele
Die Bedeutung der seelischen, geistigen
Aspekte und die energetischen
Verbindungen zu anderen Heilweisen
© 2012 Schirner Verlag, Darmstadt

Umschlag: Murat Karaçay, Schirner,
unter Verwendung von # 35774566
(PhotoSG), # 24377238 (Subbotina
Anna), www.fotolia.de
Satz: Lisa Zilch, Claudia Simon,
Schirner
Redaktion: Claudia Simon, Schirner
Printed by: ren medien, Filderstadt,
Germany

www.schirner.com

1. Auflage September 2012

Alle Rechte der Verbreitung, auch durch Funk, Fernsehen und sonstige
Kommunikationsmittel, fotomechanische oder vertonte Wiedergabe
sowie des auszugsweisen Nachdrucks vorbehalten

Inhalt

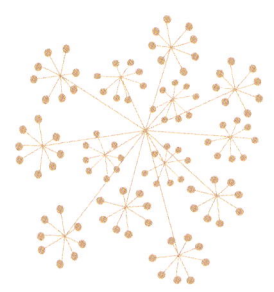

Stille ist immer und überall,
wo immer du auch bist,
was immer du auch tust,
weil du die *Stille* bist.

Viele Menschen interessieren sich für die Schüßler-Salze, weil sie z. B. ein gesundheitliches Problem haben und sich eine Antwort sowie eine Lösung erhoffen. Andere wollen nur vorsorgend ihre geistige und körperliche Vitalkraft, die ihrer Kinder oder anderer Familienmitglieder auf natürliche Art und Weise für die Herausforderungen des Lebens stärken.

Menschen verwenden die Schüßler-Salze begleitend zur Schulmedizin, wenn diese allein nicht ausreicht. Andere benutzen sie, wenn sie unter den Nebenwirkungen von Medikamenten und Strahlenbehandlungen leiden, zur Entgiftung, Entlastung und zur Regeneration des Organismus. Wiederum für andere stellt die Variante der Gemeinsamkeit die beste dar.

Sehr viele gestalten ihr Leben auf ganz natürliche Art und Weise und stärken so ihre Vitalität oder lösen mögliche auftretende gesundheitliche Störungen nur mit alternativen Heilmethoden.

Manche finden zu den Schüßler-Salzen, weil sie zufällig etwas davon gehört oder gelesen haben, andere, weil sie ihnen empfohlen worden sind und sie sich daraufhin näher informiert haben.

Hast du vielleicht auch schon ein Buch darüber gelesen? Wie immer auch dein Zugang zu den Schüßler-Salzen sein mag, ich freue mich sehr darüber, dass du dein Interesse auf diese Heilweise gerichtet hast.

Seit mehr als 130 Jahren ist die Heilweise von Dr. Wilhelm Heinrich Schüßler Millionen von Menschen eine wertvolle Hilfe.

»Eine Abgekürzte Therapie« ist der Titel des Werkes, das Dr. Schüßler 1874 veröffentlichte. Als er am 30. März 1898 verstarb, hatte er gerade die Korrekturen zu der 25. Auflage abgeschlossen. Dieses Werk bildet auch heute noch die Grundlage für die Anwendung der Heilmethode nach Dr. Schüßler, kurz Schüßler-Salze genannt.

Seit damals sind viele Publikationen erschienen, die sich mit diesem Thema befassen, und es werden auch zukünftig immer wieder neue erscheinen. So bietet uns jede Publikation auch einen Einblick in den jeweiligen Zeitgeist, birgt neue Erkenntnisse aus Erfahrungen und trägt so zu einer immerwährenden Erneuerung und Ergänzung des Wissens über die Schüßler-Salze bei.

Im Augenblick leben wir in einem Zeitfenster, in dem Veränderung und persönliches Wachstum global und so schnell geschehen, dass wir sehr wachsam sein müssen, damit wir uns selbst nicht verlieren.

Ausgestattet mit einer sich rasant entwickelnden Kommunikationstechnik erleben wir unseren Alltag. Für viele von uns sind Internet, Handy, Fernsehen u. v. m. zu Begleitern geworden, die es uns ermöglichen, uns jederzeit miteinander auszutauschen, uns zu vernetzen und zu erleben, was weltweit geschieht. Aber sie halten uns auch immer mehr von der direkten Begegnung mit anderen und mit uns selbst ab. In dieser virtuellen Welt fehlt das sichtbare, fühlbare, spürbare Wesen »Mensch«. Die sozialen Kontakte werden weniger, und viele kommen mit ihrem Leben nicht mehr zurecht, weil sie irgendeine Vorstellung aus den Medien darüber übernommen haben, wie etwas funktionieren muss, und dann im wahren Leben feststellen, dass es das nicht tut.

Durch diese allgegenwärtige Kommunikationstechnik erreicht uns auch tagtäglich eine Menge von Informationen, die wir bewusst oder unbewusst aufnehmen. Über uns bricht eine regelrechte Nachrichtenflut herein, die uns mit Informationen über wirtschaftliche Krisen, Arbeitslosigkeit, Terror, Korruption,

Kriege, Umweltkatastrophen, Wohlstand und Armut usw. überschwemmt. Dazu kommen noch unsere eigenen täglichen Herausforderungen. Außerdem nehmen wir noch die schädlichen Strahlen der Geräte auf.

Für das alles benötigen unser Geist und unser Körper Energie, mehr Energie als je zuvor. Steht uns diese Energie nicht ausreichend zur Verfügung, stellt sich oft als Erstes permanente Müdigkeit ein, gefolgt von geistiger und körperlicher Erschöpfung und Lustlosigkeit, immer wieder auftretenden Erkältungskrankheiten bis hin zu chronischen Krankheiten.

Da stellt sich natürlich die Frage, was man für sich tun kann. Welche Möglichkeiten gibt es, die einen dabei unterstützen, einerseits bereits entstandene Energiedefizite mit ihren Auswirkungen wieder auszugleichen und anderseits dafür zu sorgen, dass es gar nicht erst dazu kommt?

Die Schüßler-Salze sind *eine* Antwort von vielen darauf. Ihre vielfältigen und sehr einfachen Anwendungsmöglichkeiten bieten uns eine gute Basis für einen vitalen Geist und einen gesunden Körper. Wenn wir sie noch mit anderen alternativen Heilweisen ergänzen, die vor allem unsere Seele und unseren Geist unterstützen, können wir die Heilkraft noch verstärken. Wir sollten dabei aber nicht vergessen, dass die Ursachen unserer Disharmonien von unserem Geist ausgehen. Diese Disharmonien spiegeln sich dann in unserer Lebensweise wider, und wenn sie länger anhalten, entstehen auch körperliche Beschwerden.

Niemand kann uns von außen heilen, sondern nur wir uns selbst mit einer Entscheidung zum Leben und mit der Bereitschaft, die augenblickliche Situation so anzunehmen, wie sie ist, und, wenn es sich zeigt, auch zu verändern. Es gehören auch Mut und

Vertrauen dazu, diesen Weg zu beschreiten und bis zum Ende zu gehen. Mit den Schüßler-Salzen und anderen alternativen Heilweisen stehen uns dabei wunderbare, lichtvolle, stärkende Begleiter zur Verfügung. Durch ihre kräftigenden energetischen Schwingungen tragen sie unter anderem zur Beruhigung unseres Geistes bei, dadurch können wieder Klarheit und die Verbindung zu unserer Intuition entstehen.

Es ist einfach wunderschön mitzuerleben, dass viele, vor allem auch junge Menschen, sich auf die Heilkräfte der Natur besinnen, sie wertschätzen, sich damit für ihren Alltag stärken und sich mit den seelischen, geistigen Zusammenhängen von Krankheiten und Ereignissen auseinandersetzen.

Das ist auch der Hintergrund, warum dieses Buch entstanden ist. Es soll die Blickrichtung hinsichtlich der Wirkung der Schüßler-Salze verändern: über die bisher vorwiegend beschriebenen körperlichen Symptome hinaus, hin zu den energetischen, geistigen, seelischen Aspekten.

Alles Leben unterliegt einem Wandel, in jedem Augenblick, und so auch das Geschriebene, das einfach nur da ist und sich freut, wenn es gelesen wird.

Ich wünsche dir eine lichtvolle, segensreiche Zeit.

Herzlichst
Friedrich Kopsche

Om Tat Sat

Nachgedacht

Oh, wie kalt, so kalt ist mir,
was geschieht denn plötzlich hier in mir.
Vergebens alle Müh, mich zu erwärmen,
es geht nicht, ich frier und frier.
Der Körper zittert, bebt,
und nichts ist da, das in mir lebt.
Es scheint, es ist vorbei
mit dem Leben und dem Allerlei,
ich würde alles geben,
wäre ich davon frei.

Aber wie, das ist die Frage, wie?

Vielleicht tue ich zu wenig, nein,
das kann es doch nicht sein.
Ich laufe ja und treibe Sport,
das schon 20 Jahr am selben Ort.
Und meine Arbeit, die kann's auch nicht sein,
von der bekomm ich nie genug,
denn da bin ich daheim.

Einmal hier, einmal dort,
und schon wieder fort,
angekommen, fertig, los,
hinein in des Alltags Los.
Weiter geht's, das Leben ruft,
da ist was los.

Kaum Zeit zu atmen,
der Puls schlägt hoch,
ich ring nach frischer Luft
und frag mich wieder: Bin ich tot?
Wo ist die Zeit dafür,
an ein Innehalten nicht zu denken,
geschweige, mich an andere zu verschenken.
Keine Zeit, nein, ich muss ja weiter,
immer weiter, immer weiter …

Hier noch ein Gedanke, der mich plagt,
ich muss es schaffen, Tag und Nacht.
Und nachgedacht ...
die Ruhe, oh, wäre das nicht fein,
aber wann, wann soll das denn sein?
Vielleicht dazwischen, ja, das wird es sein,
und schon holt mich das Leben wieder ein.

Das schaff ich schon, das ist schon klar,
sieh mich doch nur an, bin ich nicht wunderbar?
Ein wenig müde zwar, die Beine schwer,
der Rücken schmerzt, ich spür nichts mehr.
Der Kopf tut weh, die Arme steif,
es geht ja schon, es ist nicht schlimm,
ein wenig nur, das krieg ich hin.

Und die Gedanken sind ja auch noch da,
bei Tag und auch bei Nacht.
Sie plagen mich, geben keine Ruh,
verzweifelt drücke ich die Augen zu.
Ach, was soll's, das geht vorbei,
ist ja nur wegen meiner Arbeit
und dieser Völlerei.

Ich muss das tun, es ist in mir,
ich will wer sein, nur glücklich und zufrieden sein.
Du wirst verstehen, dass ich's nicht lass,
das ist mein Leben, ohne Unterlass.

Und doch will ich es ändern,
es hat auf einmal keinen Sinn,
ich werde älter, und das Leben,
es geht dahin.
Meine Träume, Wünsche, schnell ziehen sie vorbei,
sie warten nicht auf mich,
doch ich, was tue ich …

Aber jetzt, im neuen Jahr,
mit festem Willen werde ich das schaffen.
Fest überzeugt davon, gehe ich jetzt schlafen,
vorher noch ein kurzer Lauf, und morgen,
da steh ich auf,
und dann …

30. Dezember 2009, 8:00 Uhr

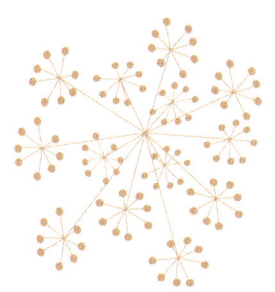

Heilung geschieht,
nicht weil wir es wollen,
sondern weil es vorgesehen ist.

Hast du eingangs die Verse gelesen? Vielleicht kommt dir darin manches bekannt vor, spiegelt Bereiche deines Lebens wider oder von anderen Menschen, die du kennst.

Ist es nicht eigenartig, wie schwer wir uns oft tun, aus Situationen herauszugehen, die uns nicht guttun, obwohl wir in unserem Innersten wissen, dass es notwendig wäre? Welche Rechtfertigungen wir uns selbst gegenüber zurechtlegen, um darin zu bleiben, weil es möglicherweise »bequemer« ist, als sich der Veränderung zu stellen, als einzutauchen in das Ungewisse mit der Angst, den Halt, die Sicherheit zu verlieren?

Wie viele Anläufe haben wir in unserem Leben schon gemacht, um etwas an uns zu verändern, Situationen zu akzeptieren, so, wie sie sind, auch wenn wir es gerne anders gehabt hätten? Wie oft ist es uns schwergefallen, Meinungen und Sichtweisen anderer anzunehmen, weil sich unser Ego mit der Arroganz des Besserwissens, der Angst, das Gesicht zu verlieren oder dass der andere besser sein könnte als ich, gewehrt hat?

Wie oft waren wir nicht ehrlich, sind es vielleicht noch immer nicht – zu uns selbst und zu anderen, vor allem zu unseren Lieben? Wie oft haben wir Worte benutzt und damit verletzt und dabei vergessen, dass wir uns so nur selbst verletzen?

Wie gerne hätten wir, dass das Glück, das Glücklichsein, das jeder schon auf seine eigene Art und Weise erlebt hat, anhielte, um es nicht immer wieder aufs Neue suchen zu müssen.

Das alles und vieles mehr ist auch ein Teil meiner Lebensgeschichte. Rückblickend musste ich sehr viel Energie aufbringen, um meinen Geist und Körper zu stärken, manchmal ging es auch an meine Substanz. Und da waren mir die Menschen, denen ich mein Herz ausschütten konnte, eine wertvolle Unterstützung, genau wie Schüßler-Salze, Blütenessenzen und Jin Shin Jytsu, die so zu einem Teil meines Lebens geworden sind.

Gedanken über den Sinn des Lebens, vor allem meines Lebens, waren immer wieder präsent und verstärkten sich über die Jahre hinweg. Glaube, Hoffnung, Liebe waren Themen, die mich dabei begleiteten und die ich immer wieder hinterfragte.

Meine Definition vom »Sinn des Lebens« war, etwas zu erschaffen, etwas zu bewegen, jemand sein zu müssen bezogen auf materielle Werte, in der Annahme, dass sich so das Glück, die Zufriedenheit, einstellen würde, von der ich innerlich immer wieder angetrieben wurde.

Doch es zeigte sich, dass die Momente des Glücks und der Zufriedenheit nur kurz anhielten, und ich musste mir immer wieder dasselbe neu erschaffen und verpasste dabei, auch das »kurze Glück« zu genießen. Es entstand Getriebenheit, mein Leben war total unruhig, Beziehungen veränderten sich, wurden wieder aufgelöst. Ich war nicht mehr beziehungsfähig, legte mir Identitäten zu, die mir in Wirklichkeit gar nicht entsprachen ... eine turbulente, erfahrungsreiche Zeit.

Zur geistigen, körperlichen Unterstützung hatte ich bereits meine Begleiter gefunden, für meine Seele wurde Gott, das Gebet zu ihm, mein Begleiter. Nicht im Sinne der Institution Kirche, diese war in meiner Jugendzeit sehr wertvoll für mich gewesen, aber später hatte sie keine Antworten mehr auf meine Fragen, die das Leben betrafen, weil das, was dort verkündet wurde, nicht gelebt wurde. Wie sollte es auch funktionieren, sich von einer Institution begleiten zu lassen, z. B. wenn man eine Ehekrise hatte, wenn dort keine Ehe, keine Sexualität gelebt wurden, wenn nicht erlebt wurde, wie es war, mit den eigenen Kindern zu wachsen.

Das Gebet wurde so mein Begleiter, meine Kommunikationsplattform mit Gott, mit meiner Seele, meiner Intuition, meiner inneren Stimme, meinem höheren Selbst, meinem wahren Wesen oder wie auch immer man es nennen möchte.

Anfangs bat ich darin nur um Hilfe, heute dient es mir, mich für das Leben, für jeden Augenblick, den ich erlebt habe, gerade erlebe und erleben werde, mit meinen eigenen Worten zu bedanken. Ich bete nicht mehr für mich, nicht, um etwas zu bekommen, denn das ist nicht notwendig. Wenn du dem Leben begegnest, wie es sich zeigt, es annimmst, dich nicht dagegen wehrst, das Wollen und Haben, die Arroganz, dass du alles lösen kannst, aufgibst, auch wenn es manchmal dem Ego, dem emotionalen Körper, sehr weh tut, wenn du auf die göttliche Führung vertraust, dann bleibst du verbunden mit der Schöpfung, mit Gott, dem Universum, deinem höheren Selbst, und du wirst staunen, was geschieht.

Denn wir alle sind ein Teil der Schöpfung, des Gesamten. Warum solltest gerade du dann nicht alles für ein segensreiches Leben erhalten, wo doch dein wahres Wesen ewiglich und immerwährend mit der göttlichen Energie der Schöpfung verbunden ist?

Auch als Wesen sind wir Menschen auf dieser Erde miteinander verbunden, mögen auch die räumlichen Entfernungen groß sein, wir uns noch nie begegnet sein und uns niemals je begegnen, so haben wir alle etwas gemeinsam: Wir wurden in diese Welt hineingeboren, teilen und gestalten sie. Und alles, was geschieht und gedacht wird, hat Auswirkungen auf jedes Wesen, das auf diesem Planeten lebt. Wir alle müssen unseren Körper auch wieder verlassen, ob wir es wollen oder nicht, einzig das Wann ist unterschiedlich.

So gilt es, achtsam zu sein, auf unsere Gedanken und Handlungen zu achten, auf das, was sie bewirken, denn die Essenz dessen, was wir gedacht und getan haben, kommt früher oder später garantiert wieder auf uns zurück, denn wir sind ja alle miteinander verbunden.

Ein Letztes …

Vergiss nicht: Wir alle sind göttliche Wesen, die immer zur richtigen Zeit, am richtigen Platz sein werden, damit das, was wir tun, segensreich ist. Es ist ein wunderbares Geschenk, hier zu sein.

Und so nehme ich dich jetzt mit in die Welt der Schüßler-Salze und der sie so wunderbar ergänzenden anderen alternativen Heilweisen, um deren geistige, energetische, seelische Aspekte zu beleuchten. Denn ihre sanften, beruhigenden, doch sehr kraftvoll wirkenden Energien, manchmal unscheinbar, aber immer fühlbar, haben nicht nur mich, sondern Millionen von Menschen schon dabei unterstützt, wieder in die Mitte zu gelangen, und das wird auch weiterhin so sein.

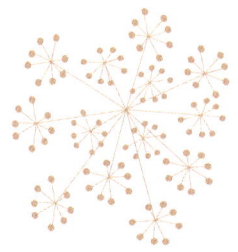

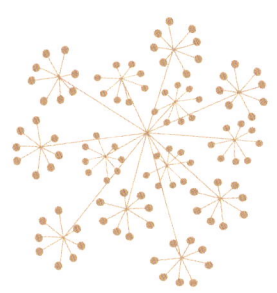

Hinschauen, handeln und nicht zulassen,
was anderen und uns nicht guttut, erfüllt uns mit
Liebe und Glückseligkeit.

»DR. MED. WILHELM HEINRICH SCHÜSSLER SEIN LEBEN UND WERK«

... so hat Günther Lindemann sein Buch genannt, das 1992 im Isensee Verlag veröffentlicht wurde. Es ist das einzige mir bekannte Buch, das sich ausschließlich dem Menschen Wilhelm Schüßler widmet.

So schrieb Lindemann in seinem Vorwort: »Es war nicht einfach, so lange Zeit nach dem Tode Dr. Schüßlers den Versuch zu unternehmen, sein Leben und Wirken nachzuzeichnen, zumal er selber keinerlei Notizen hinterlassen hat. Viele Unterlagen – amtliche und private – sind im zweiten Weltkrieg und durch die Länge der Zeit verloren gegangen. Meine Arbeit musste ich aus diesen Gründen auf die Nachforschung in Archiven beschränken. Ferner ging es um das Zusammentragen von vielen einzelnen Notizen in Zeitschriften und Büchern, die vor langer Zeit gedruckt und heute noch kaum zugänglich sind. In einigen Fällen konnte ich Erinnerungsstücke alter Biochemiefreunde einsehen ...«[*]

Dieses Buch gibt uns auch einen Einblick in die Zeit, in der Dr. Schüßler von 1821–1898 gelebt hat und die als sehr aufregend beschrieben wird. Es beschreibt uns einen Mann, der sehr sprachbegabt war, Kenntnisse in Griechisch und Latein hatte, Italienisch, Spanisch und Französisch sprach und sich so mit Sprachunterricht oder als Hauslehrer sein Brot verdiente, bevor er mit 30 Jahren sein Medizinstudium begann. Das nötige Geld dafür gab ihm sein Bruder unter der Bedienung, dass Wilhelm später als homöopathischer Arzt tätig sein würde. Nach jeweils einem Jahr Studium in Paris und Berlin, zog er dann nach Gie-

---

[*] Lindemann, Günther: *Dr. med Wilhelm Heinrich Schüßler. Sein Leben und Werk,* Isensee Verlag 1992, Vorwort

ßen, wo er auch 1855 zum Doktor der Medizin promovierte. Nach zwei weiteren Semestern in Prag wurde ihm im August 1857 das Staatsexamen bescheinigt, damit hatte er die vorletzte Hürde zur eigenen Praxis genommen. Nun brauchte er noch die Konzession für die Praxis in Oldenburg, deren Bewilligung er am 2. Januar 1858 erhielt.

Erst nachdem er bereits 15 Jahre als homöopathischer Arzt tätig gewesen war, begann Schüßler, sich mit der Biochemie zu befassen. Die Arbeiten und Forschungsergebnisse von Jacob Moleschott und Justus von Liebig, die sich mit dem Mineralhaushalt der Pflanzen, des Bodens und der Tiere beschäftigten, und die Arbeiten des Zellularforschers Rudolf Virchow bildeten die Grundlage für Schüßlers Lebenswerk.

Die erste Veröffentlichung seines Werkes »Eine abgekürzte Therapie« erfolgte 1874 in Form einer Broschüre. Ein Jahr später folgte schon die zweite Auflage und 1876 die dritte mit neuen Erkenntnissen. Im Jahr seine Todes begann er mit den Vorarbeiten für die 25. Auflage, erlitt dann einen Schlaganfall, erholte sich jedoch wieder in dem Maße, dass er noch die Möglichkeit hatte, die Überarbeitung abzuschließen. Einige Tage danach starb Schüßler am 30. März 1898 im Alter von 76 Jahren.

Ein Mensch, der in Bescheidenheit lebte, seine ganze Energie für sein Lebenswerk hingab, der es geschehen ließ, dass sich durch ihn diese wunderbare Heilweise für die Menschen in unserer Welt segensreich manifestieren konnte.

Danke an den Autor, der den Menschen, das Wesen Wilhelm Schüßler mit diesem wunderbaren Buch würdigt und uns damit die Möglichkeit bietet, sich zu erinnern, welchen Segen wir empfangen dürfen – durch die Schöpfung, durch Gott, durch das Universum, durch das höhere Selbst oder wie auch immer wir es nennen wollen.

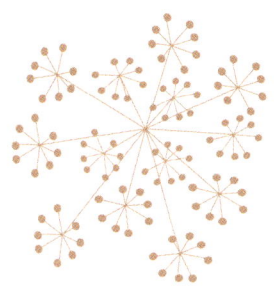

Alles entsteht durch die Liebe,
die sich durch unsere Herzen ausbreitet.

SCHÜSSLER-SALZE, MINERALSTOFFE ODER BIOCHEMIE NACH DR. SCHÜSSLER

Um die Essenz, die ganzheitliche Wirkungsweise der Schüßler-Salze auf seelischer, energetischer, geistiger und körperlicher Ebene zu verstehen, ist es notwendig, über die Wirkung in unserem Organismus, die Zusammensetzung, die Aufbereitung und die Aufnahme Bescheid zu wissen. Dadurch wird auch die Frage nach dem Unterschied zwischen Mineralstoffen aus der Nahrung und den Schüßler-Salzen geklärt.

Schüßler-Salze sind keine grobstofflichen Mineralstoffe.

Sehr oft werden die Schüßler-Salze bzw. die Mineralstoffe nach Dr. Schüßler mit den grobstofflichen Mineralstoffen, die wir durch unsere Nahrung oder als Nahrungsergänzungsmittel zu uns nehmen, verwechselt.

Das geschieht deshalb, weil es bei der Schüßler-Salze-Therapie auch darum geht, Defizite im zellulären Mineralstoffhaushalt auszugleichen. Man spricht hier auch vielfach vom Auffüllen eines Mangels an Mineralstoffen.

Gerade durch die Begriffe wie »Auffüllen«, »Mangel« oder »Defizit« kann die Annahme entstehen, dass es hier um den Bereich der grobstofflichen Mineralstoffe, die durch die Nahrung aufgenommen werden, geht. So meinen viele, dass man mit den Mineralstoffen nach Dr. Schüßler den täglichen Bedarf an Mineralstoffen abdecken oder einen festgestellten Mangel damit wieder auffüllen könne.

Das ist natürlich nicht möglich, denn die Schüßler-Salze sind homöopathisch aufbereitete, in einer Potenzierung verdünnte Mineralstoffe. Aufgrund dieser Verdünnung würde man die Quantität, also die täglich empfohlene Menge an grobstofflichen Mineralstoffen, nicht erzielen können.

Zum Beispiel wird bei einem Erwachsenen die tägliche Aufnahme von 1 g Calcium empfohlen. Calcium fluoratum beispielsweise, das Schüßler-Salz Nr. 1, entspricht einer Potenzierung/Verdünnung der 12. Dezimalstufe, das bedeutet 1 g Mineralstoff kommt auf eine Billion Gramm (1 000 000 000 000 g) Milchzucker.

Der Wirkungsbereich ist die Zelle.

Die Mineralstoffe nach Schüßler sind biochemische Funktionsmittel, die ihren Wirkungsbereich in der Zelle (im intra- und extrazellulären Bereich) haben.

Die Funktionsmitteln sind Mineralstoffverbindungen (z. B. Calcium fluoratum), die aus einem basischen (Calcium) und einem sauren (fluoratum) Teil bestehen. Durch die Verbindung von Base und Säure braucht der Organismus diese Kombinationen nicht aus den Einzelelementen zusammenzubauen. Der Körper kann die Salze somit besser aufnehmen und verwerten.

Ihre Wirkungsweise besteht darin, in der Zelle für eine ausgewogene Aufnahme, Ausscheidung und Konzentration der Mineralstoffe zu sorgen. Wird der Mineralstoffhaushalt durch Defizite oder einen Überschuss (Verwertungsstörungen) an Mineralstoffen beinträchtig, kann dies, wie heute allgemein bekannt, zu körperlichen Krankheiten und energetischen Funktionsstörungen führen.

Entscheidend für die Wirkung und Aufnahme ist die Verdünnung.

Damit die Schüßler-Mineralstoffe in der Zelle ihre Wirkung uneingeschränkt erzielen können, müssen sie verdünnt (potenziert) werden. Die Aufnahme erfolgt über die Mundschleimhäute. Die Salze gehen direkt ins Blut über und gelangen so ohne Umwege und Behinderungen zur Zelle.

Die Potenzierung (Verdünnung) erfolgt nach homöopathischen Richtlinien, über die Dr. Schüßler als homöopathischer Arzt bestens Bescheid wusste. Aufgrund seiner Erkenntnisse wählte er für die meisten seiner zwölf Mineralstoffe die Potenzierung/Verdünnung D6. Nur Calcium fluoratum, Ferrum phosphoricum und Silicea bekamen die Potenzierung D12.

Die erste Potenzierungsstufe D1 erhält man, wenn man einen Teil Mineralstoff und neun Teile Milchzucker (Trägerstoff) intensiv miteinander vermischt. Von dieser Verreibung wird wiederum ein Teil mit neun Teilen Milchzucker verrieben, daraus entsteht die Verdünnungsstufe D2. Dies wird jeweils immer nach den gleichen Schritten fortgeführt, bis die gewünschte Potenzierung/Verdünnung erreicht ist.

D6 entspricht einem Verhältnis von eins zu einer Million (1:1 000 000) oder 1 g Mineralstoff in 1000 kg Milchzucker. D12 entspricht einem Verhältnis von eins zu einer Billion (1:1 000 000 000 000) oder 1 g Mineralstoff in einer Million Tonnen Milchzucker.

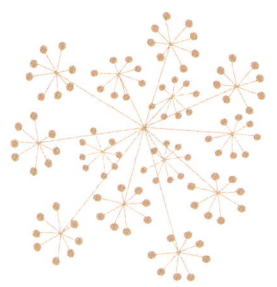

Gott können wir nicht begreifen
und auch nicht sehen, doch zeigt er sich
durch alles, was wir tun.

DIE 12 SCHÜSSLER-SALZE

Calcium fluoratum Nr. 1 D12
... Anspannung und Entspannung

Tauche ein in die Anspannung und Entspannung des Lebensflusses, lass dich führen, wehre dich nicht, so wirst du dich in den Wogen des Lebens neu entdecken.

Calcium phosphoricum Nr. 2 D6
... Intuition und Kreativität

Erlebe und genieße deine Schöpferkraft, die sprudelnde, inspirierende Kreativität deines Wesens, die durch die immerwährende göttliche Lebensenergie genährt wird.

Ferrum phosphoricum Nr. 3 D12
... beruhigend und wegweisend

In der Stille, die wir sind, erscheint uns die Welt oft laut und fremd, und doch finden wir immer unseren Weg.

Kalium chloratum Nr. 4 D6
... Offenheit und Ehrlichkeit

Alles ist, wie es ist, weder gut noch schlecht, auch wenn wir es gerne hätten, dass es anders wäre, es ist so, wie es ist.

Kalium phosphoricum Nr. 5 D6
... lichtvoll und stärkend

Ob wir es Stärke oder Schwäche nennen, beides entspringt der Quelle unseres Seins, die keine Bewertungen kennt.

Kalium sulfuricum Nr. 6 D6
... Demut und Dankbarkeit

Durch die Hingabe an das Leben in Demut und Dankbarkeit werden sich alle Verstrickungen lösen, so werden wir wissend und sehend die Gnade unserer irdischen Lebensreise erkennen.

Magnesium phosphoricum Nr. 7 D6
... Ausgeglichenheit und Zufriedenheit

Aufzusteigen zu unseren höchsten Sphären und hinabzusteigen zu unseren tiefsten Wurzeln, lässt uns die Zufriedenheit und Freude am Leben erfahren.

Natrium chloratum Nr. 8 D6
... reinigend und erneuernd

Sanft und ruhig breiten sich die Wellen aus, wenn wir in die Quelle unseres Lebens, in der wir immerwährend erneuert werden, eintauchen.

Natrium phosphoricum Nr. 9 D6

... sich annehmen, zu sich stehen

Eine Begegnung mit dir ist eine Begegnung mit mir und allem, wie immer ich auch mir begegne, so begegne ich dir und allem.

Natrium sulfuricum Nr. 10 D6

... alle Anhaftungen loslassen

Losgelöst von allen Anhaftungen des Sichtbaren und Unsichtbaren können wir uns selbst, anderen und allem in Liebe und Frieden begegnen.

Silicea Nr. 11 D12

... Klarheit und Schönheit

Die Klarheit, die uns befähigt, die Dinge so zu sehen, wie sind, sie so anzunehmen, wie sie sind, lässt unsere Schönheit immerwährend erstrahlen.

Calcium sulfuricum Nr. 12 D6

... die Hingabe zum Sein

Das Sein entspringt nicht einer Vorstellung, es ist, weil wir sind, genährt durch die liebevolle Hingabe an das Leben.

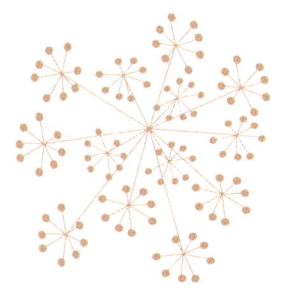

Du bist du und nicht der,
der du glaubst zu sein.

Kinderaugen

So zart und klein, als ich geboren war
und in diese Welt nun kam,
so war ich da, und dann ...
Ich hab sie gesehen,
mit meinen Kinderaugen,
die Welt des Friedens und des Glücks,
doch war es das, was ich vernahm,
als ich hier mein Leben nun begann.

Der Blick nicht klar, doch ich vernehm,
dass alles in dieser Welt nicht wirklich ist.
Ein wenig ängstlich schau ich auf,
staunend, was hier geschieht,
und keiner da,
der mich nur sieht.
So rufe ich mit lauter Stimme,
die Liebe, die Liebe braucht's für diese Zeit.
Vergebens scheint die ganze Müh,
es zieht vorbei an ihren Ohren,
doch keiner hört's, man sieht mich nicht,
versunken sind sie und verloren.

Sie wandeln durch die Welt in ihrem Traum,
vergessen, wer sie wirklich sind.
Wo ist das Lächeln nur, das ich erhofft,
wo ist die Liebe, die ich sah so oft?
Wo ist das alles nur geblieben?
Es war doch hier, als ich noch war,
ich war schon da.

Doch plötzlich ein Geschrei,
ich denke, nun ist es vorbei,
doch höre ich, was nun geschieht,
man spricht von ihr,
der Liebe, und nur von ihr.
Sie sind erwacht, sie leben wieder,
die Liebe war's, die das gebracht.
Sie war's, ich hab's vernommen,
sie war doch immer hier,
nur nicht angenommen.

Erfüllt sind nun die Herzen,
vorbei der Traum, die Lebensschmerzen,
welch ein Geschenk, welch eine Gnade,
dass dies geschah,
so bin ich froh, dass ich geboren war.

29. Dezember 2009

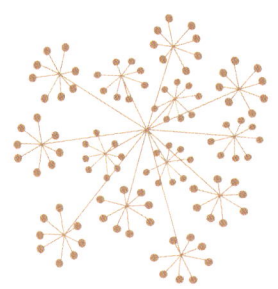

Lass dich berühren, lass dich führen.
Von wem fragst du?
Einfach von dir.

DIE SEELISCHEN, GEISTIGEN ASPEKTE UND DIE ENERGETISCHEN VERBINDUNGEN ZU ANDEREN HEILWEISEN

Das Bild von den Schüßler-Salzen, die bei körperlichen Beschwerden helfen und Krankheiten heilen, hat sich über Jahrzehnte in unseren Köpfen eingeprägt und so einen wesentlichen Zugang zu den Schüßler-Salzen, nämlich über die seelischen, emotionalen Verbindungen, in den Hintergrund treten lassen.

Dabei hatte schon Dr. Schüßler in seiner »Abgekürzten Therapie« den Grundstein für diesen Zugang gelegt.

So schrieb er zu Kalium phosphoricum Nr. 5: »… eine Störung in der Bewegung seiner Moleküle hat zur Folge im Denkzellengebiete: Zaghaftigkeit, Aengstlichkeit, Schreckhaftigkeit, Weinerlichkeit, Heimweh, Argwohn, Agoraphobie, Gedächtnisschwäche und ähnliche Verstimmungen; … alle Befindensveränderungen haben den Charakter der Depression. Das phosphorsaure Kali heilt Depressionszustände des Gemüths und des Körpers …«[*]

Erstmalig haben wir, Richard Kellenberger, Christine Kellenberger und Friedrich Kopsche, in unserem 1997 erschienenen Buch »Mineralstoffe nach Dr. Schüssler – Ein Tor zu körperlicher und seelischer Gesundheit« diese Aspekte einfließen lassen. Diesem Beispiel folgend haben sich dann auch weitere Autoren an das Thema gewagt.

Gerade die Erkenntnisse über die seelischen, emotionalen Aspekte bieten uns einen anderen wertvollen Zugang zu den Schüßler-

[*] Schüßler, Wilhelm H.: *Eine abgekürzte Therapie. Anleitung zur biochemischen Behandlung der Krankheiten*, 25. Auflage, WZG-Verlag 1898, S. 21

Salzen in Bezug auf unsere Gesundheitsvorsorge und die Erhaltung unserer geistigen und körperlichen Vitalität.

Viele Menschen werden in ihrem Alltagsleben mit verschiedenen Lebensthemen mehr oder weniger stark konfrontiert. Sie sind z. B. besorgt um ihre Kinder, ihre Gesundheit, haben Beziehungsprobleme, erleben Unzufriedenheit im Beruf, haben Angst, nicht ausreichend Geld zu haben, in ihrer Karriere zu versagen, ihren Job zu verlieren, oder sie haben ihn schon verloren, sie sorgen sich um ihren Reichtum u. v. m. Hinzu kommt noch die immerwährende Präsenz der Gewalt, der Katastrophen, der Korruption, die durch die Medien transportiert wird.

Das ist für jeden eine Herausforderung, und schon allein der Gedanke daran erzeugt oft erheblichen Stress. Wenn dann noch geistiges und körperliches Leid hinzukommen, wird es für manchen eng.

Um solche Situationen bewältigen zu können, benötigen wir zusätzlich zu unserem täglich Bedarf noch mehr Energie. Können wir diese nicht im ausreichenden Maß aufbringen, reagiert unser Geist dann sehr oft mit Ermüdungserscheinungen, Konzentrationsmangel, Traurigkeit, ruhelosen Gedanken, Depressionen, Burn-out, Einschlafstörungen oder Ähnlichem. Wenn dieser Zustand länger anhält, sind die Folgen meistens körperliche Beschwerden und Krankheiten.

Wenn wir aber diesen ersten Anzeichen unsere Aufmerksamkeit schenken, so können wir mit den Schüßler-Salzen, mit ihrer stärkenden Energiestruktur, unseren Körper und Geist noch rechtzeitig unterstützen, sodass es erst gar nicht zu körperlichen Beschwerden und Krankheiten kommt.

Durch die seelischen, emotionalen, energetischen Entsprechungen können wir sehr schnell die richtigen Schüßler-Salze auswählen, die uns dabei unterstützen, unseren Energiehaushalt wieder in Balance zu bringen. Zusätzlich bieten sie eine tolle Möglichkeit, sich die seelischen, geistigen Hintergründe von Ursache und Wirkung anzuschauen und einfach zu fühlen, was das bei einem selbst auslöst. Oft genügt das schon, damit sich energetische Blockaden lösen können. Oder sie stehen uns als Wegweiser zur Verfügung, bieten Anhaltspunkte auf verschiedenen Ebenen, ermöglichen es, noch tiefer über Meditationen oder Affirmationen einzutauchen, sind hilfreich, um sich und andere besser zu verstehen … es wird sich zeigen.

Darüber hinaus können wir durch die energetischen Querverbindungen zu anderen Heilweisen, z. B. zu den Blütenessenzen (Bachblüten, kalifornische Blütenessenzen, australische Buschessenzen), noch eine zusätzliche energetische Stärkung erhalten. Diese Essenzen sind heute bereits weltweit bekannt und werden gerne von Schulmedizinern, Hebammen, Pädagogen, Psychologen, Energetikern, Heilpraktikern u. a. als seelische Begleiter zur Unterstützung empfohlen und verwendet.

Durch diese Querverbindungen entstehen wunderbare Wechselwirkungen mit den Schüßler-Salzen. Einerseits entsteht durch die gleichzeitige Einnahme von Essenzen eine sehr starke Anhebung der Schwingungsfrequenz, dadurch wird die Wirksamkeit der Schüßler-Salze erheblich verstärkt. Andererseits bieten die Schüßler-Salze den Essenzen auch eine gute energetische Basis auf körperlicher Ebene, sodass sie ihre Wirkung bestmöglich entfalten können.

Auf den nachfolgenden Seiten findest du nun eine sehr einfache, leicht anwendbare und dennoch umfangreiche Darstellung der seelischen, geistigen Aspekte der einzelnen Schüßler-Salze mit ihren energetischen Querverbindungen zu anderen Heilweisen.

Wenn wir uns auf Neues, auf Veränderungen einlassen, entstehen im Leben unendlich viele Möglichkeiten, aus denen wir wählen können. Die Wirksamkeit der Schüßler-Salze erfolgt in der Ganzheit des Wesens: So, wie oben, so unten; so, wie innen, so außen.

Nicht um das, was wir wählen, geht es, sondern um die Möglichkeit, die Wahl zu sehen.

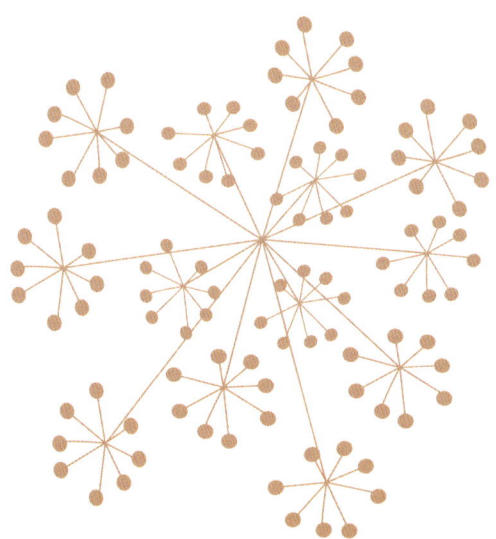

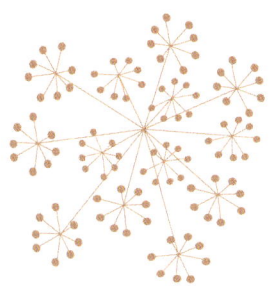

Einssein ist mehr als Zweisamkeit,
es ist *alles*.

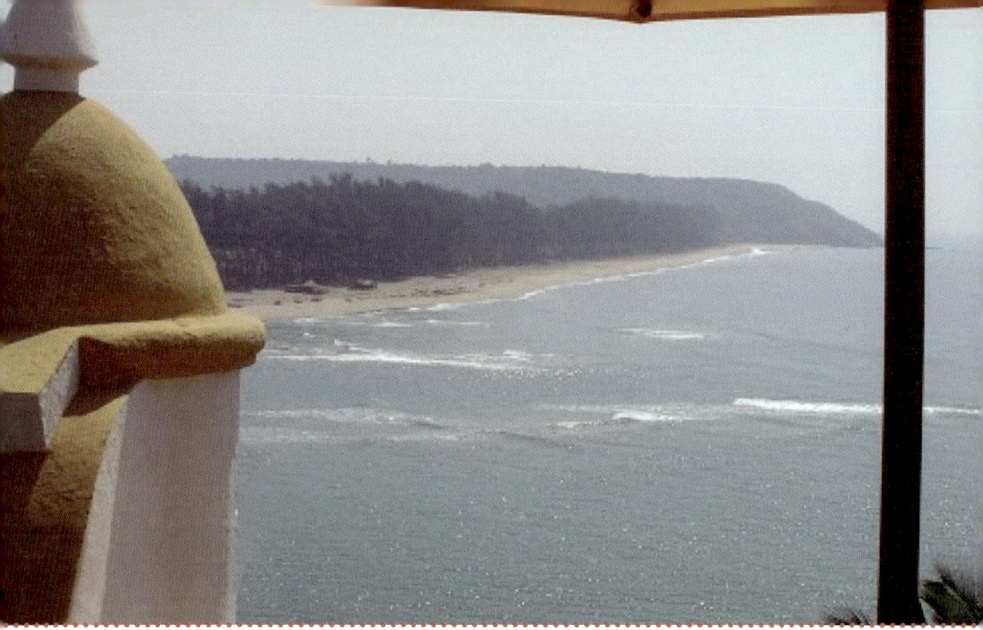

Calcium fluoratum Nr. 1
... Anspannung und Entspannung

Tauche ein in die Anspannung und Entspannung des Lebensflusses, lass dich führen, wehre dich nicht, so wirst du dich in den Wogen des Lebens neu entdecken.

Bei dem Schüßler-Salz Nr. 1 finden wir Unterstützung für unser seelisches und geistiges Wachstum.

In unseren Gedanken erleben wir permanent Anspannung und Entspannung, die richtige Balance zu finden, ist eine große Herausforderung.

Bleiben wir zu lange im Ungleichgewicht zwischen Anspannung und Entspannung, erleben wir oft Stillstand, festgefahrene Gedanken, wir können uns nicht auf Neues ausrichten, haben das Gefühl, gefangen zu sein. Wir können keinen klaren Gedanken fassen, suchen verkrampft nach Lösungen, empfinden das Leben als eng und verletzend. Wir vergessen, Verantwortung zu übernehmen, wir überlassen es anderen zu entscheiden, weil uns der Mut dazu fehlt und aufgrund der dahinter stehenden Angst. Wir holen uns vielfach Rat von anderen, stimmen diesen Ratschlägen auch zu, wenn es aber dann darum geht, diese anzunehmen und anzuwenden, ziehen wir uns zurück und verwerfen alle guten Vorsätze wieder. Es fällt uns viel leichter, eine Ausrede für unseren Rückzieher zu finden oder andere Menschen für unser wankelmütiges und starres Leben verantwortlich zu machen, sie zu verurteilen und zu beschuldigen.

Durch dieses Ungleichgewicht zwischen Anspannung und Entspannung wird unser Energiefeld immer labiler und daher auch sehr anfällig für energetische Belastungen, wie z. B. durch Elektrosmog und Luftverschmutzung. Das führt zu mangelnder Konzentrationsfähigkeit, was uns wiederum bei der Ausführung unserer täglichen Aufgaben behindert, weil wir das Wesentliche nicht mehr wahrnehmen.

Wenn wir unsere Mitmenschen fragen: »Wie geht es dir?«, dann bekommen wir oft zur Antwort: »Na ja, es geht so«, »Mein Leben ist ein einziger Kampf«, »Es ist ein Krampf«, »Nichts funktioniert so wirklich«, »Das Leben kostet mich sehr viel Kraft«, »Alles fühlt sich so eng an«, oder »Oft habe ich das Gefühl, ich kriege keine Luft«.

Diese Antworten sind Ausdruck eines »spannungsgeladenen« Lebens, in dem man sich gerade befindet, nicht »Spannung« im Sinne von aufregend, aufbauend, beflügelnd, sondern im Sinne von erdrückend, zermürbend und eng.

Um hier Veränderungen herbeizuführen, können wir auf Calcium fluoratum zurückgreifen. Es wirkt als Impulsgeber und ermöglicht uns, mit mehr Flexibilität und einem weiten, freien Blick den Ereignissen des Lebens zu begegnen.

Befreit von der Enge der Sturheit und Starrheit durch das Einfließenlassen von Neuem wird es ein Leichtes sein, das Kämpfen mit sich selbst aufzugeben.

Es ist auch ein Impulsgeber bei festgesetzten, oft schon verhärteten seelischen, energetischen Blockaden, sozusagen ein »Weichmacher«.

Leichtigkeit und Lebendigkeit werden sich zu tragenden Kräften auf unserer Lebensreise manifestieren. Mit dem damit verbundenen immerwährenden Frieden der Freiheit wird es Freude machen, mit Mut und Entschlossenheit die Verantwortung für das eigene Leben zu übernehmen. Die Schritte durch das Leben werden leichter, sicherer und fließender. Kontinuität statt Wankelmut, Verbindlichkeit statt Unzuverlässigkeit, Inspiration statt Verschlossenheit, Freiheit statt Enge werden sich in unserem Leben ausbreiten, zum Wohle aller.

Calcium fluoratum unterstützt:

❖ *entschlossen den Weg durchs Leben zu gehen*

❖ *das innere Fortschreiten in unserer Entwicklung mit neuen Impulsen*

❖ *die Verantwortung für unsere Handlungen zu übernehmen*

❖ *das Zulassen neuer Gedanken und Sichtweisen*

❖ *festgefahrene Situationen aus verschiedenen und neuen Blickwinkeln zu betrachten*

- ❖ *Bewegung in Starrheit und Sturheit zu bringen*

- ❖ *die Elastizität des Geistes zu erhalten und zu stärken*

- ❖ *seelische oder körperliche verhärtete Narben durchlässig zu machen und aufzulösen*

- ❖ *die Aufrechterhaltung einer stabilen Aura*

- ❖ *unser Energiefeld zu stärken, damit wir den schädlichen bzw. schwächenden Energien von Strombelastung, Strahlen und Elektrosmog schadlos begegnen können*

- ❖ *Leichtigkeit und Lebendigkeit zu leben*

- ❖ *die Mitte zu finden zwischen Starrheit und Wankelmütigkeit*

- ❖ *allen geistigen Verhärtungen und Erstarrungstendenzen entgegenzutreten*

- ❖ *Gelassenheit und Entspanntheit*

- ❖ *Mut und Entschlossenheit*

- ❖ *Kontinuität und Verbindlichkeit*

- ❖ *Aufmerksamkeit und Konzentrationsfähigkeit*

- ❖ *uns als Impulsgeber für Veränderungen*

Sich mit Leichtigkeit und Entspannung zu begegnen lässt uns eintauchen in die Liebe, und das Auseinandergehen wird dabei zu einem Glücksgefühl.

NR. 1 CALCIUM FLUORATUM D12 (Flussspat)

Gruppe: *Knochensalz, Salz in den Bändern, Salz der Schutz-organe, Salz der Blutgefäße, Salz der Drüsen*

Organe:* *Herz, Lungen, Nieren*

Weitere:** *Gehirn, Augenlinsen, Knochenhüllen, Bänder, Mus-keln*

❖ *gibt allen elastischen Fasern die Fähigkeit, sich zu dehnen und wieder in den normalen Zustand zurückzugehen und umgekehrt*

❖ *bindet Hornstoff, auch Keratin genannt*

❖ *wichtiger Bestandteil der Knochenhüllen und des Zahnschmelzes*

❖ *bei Belastungen durch Elektrosmog*

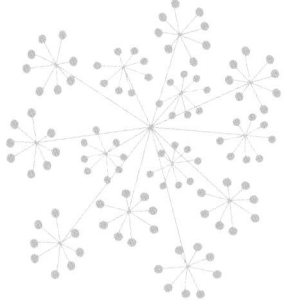

* Organe, für die das jeweilige Salz besonders wichtig ist

** weitere Bereiche, wo das Salz unterstützend wirkt

Energetische Querverbindungen zu Calcium fluoratum

Nr. 1 Calcium fluoratum	Anspannung und Entspannung

Verwandte Themen:
Mut, Einheit, Sexualität, Freiheit, Beschwingtheit, Angst, Vertrauen, Harmonie

Blütenessenzen*

Bachblüten

Aspen	verleiht Mut, das Unbekannte anzusehen und voranzuschreiten; bei Ängsten
Olive	zur Regeneration; bei Erschöpfung auf allen Ebenen; um Gedanken loszulassen
Cerato	verleiht Kraft der inneren Gewissheit; im Einklang mit der inneren Führung handeln

Kalifornische Blütenessenzen

Echinacea	für Einheit im Innersten; bei schweren Traumen, z. B. durch Missbrauch
California Poppy	fördert Individualität; für ausgeglichene innere Entwicklung
Mallow	für Offenheit; um Vertrauen zu lernen und Freundschaften zu entwickeln

* weitere Informationen zu den Blütenessenzen: S. 157 ff.

Australische Buschessenzen

Wisteria	wenn man Sexualität als unangenehm empfindet; Mann: um weibliche Aspekte zuzulassen
Boronia	bei Zwangsvorstellungen, quälenden Gedanken, festgefahrenen Situationen
Sturt Desert Rose	bei emotionalem Schmerz, tiefen Verletzungen, Traurigkeit

Meditationsessenzen

Meisteressenzen

Saint Germain	sich befreien; eigene Verhaltensmuster und Vorstellungen durchschauen
Lao Tse	hilft zu akzeptieren; um innere Ruhe zu entwickeln (Es ist, wie es ist.)
Sanat Kumara	Himmel und Erde verbinden; Zugang zum Bewusstsein bekommen

Erzengelessenzen

Chamuel	für Leichtigkeit; zur Schwingungserhöhung; um alten Ballast abzuwerfen
Zadkiel	für Schöpferkraft; unterstützt Wissen und Weisheit
Gabriel	stärkt Freude und Hoffnung; lässt Erwartungen, Wünsche und Sehnsüchte erkennen

Edelsteinessenzen

Malachit	zum Auflösen von Ängsten; unterstützt beim Loslassen; hilft, Neues zu wagen und Vertrauen zu finden
Rubin	wirkt als Energiespender; aktiviert die selbstlose Liebe; hilft bei Erschöpfung und Müdigkeit
Goldtopas	Reinigungsessenz; hilft beim Ablegen von alten Gedankenmustern und Vorstellungen

Ergänzungsmineralstoffe

Nr. 19 Cuprum arsenicosum	für Magen-Darmbereich; bei Koliken, Muskelkrämpfen; reguliert den Eisenstoffwechsel
Nr. 23 Natrium bicarbonicum	zur Entschlackung; reguliert den Stoffwechsel; hilft bei Säureüberladung
Nr. 18 Calcium sulfuratum	zur Ausleitung bei Vergiftungen mit Schwermetallen; bei Gewichtsverlust

Jin Shin Jyutsu (Energieschlösser)*

Thema: Sorge; Selbsthilfe: Daumen halten;
Energieschlösser: 1, 9, 16, 19, 21

* Information zum Jin Shin Jyutsu: S. 158 ff.

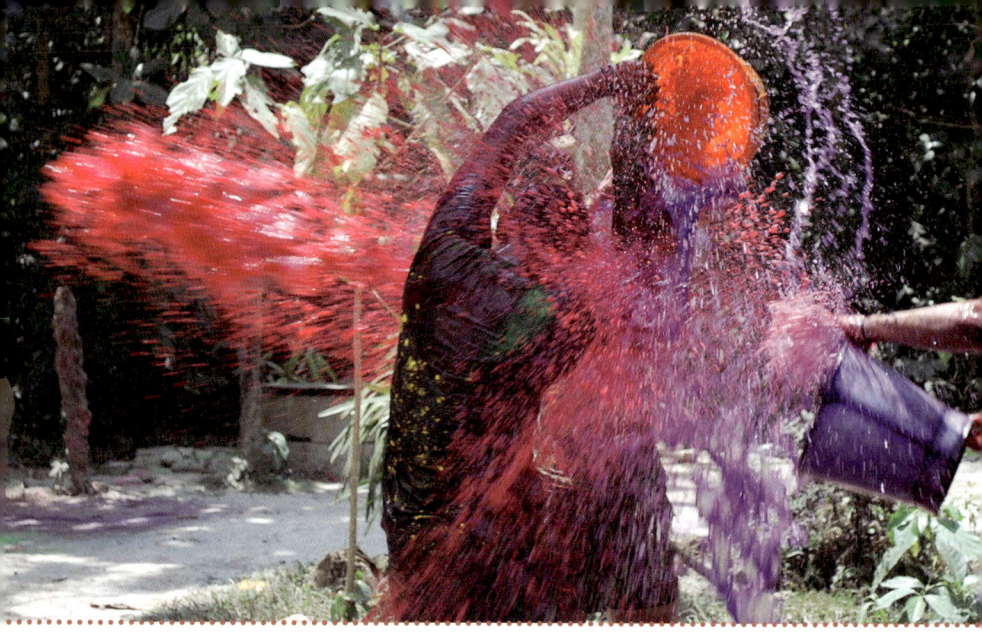

Calcium phosphoricum Nr. 2
... Intuition und Kreativität

Erlebe und genieße deine Schöpferkraft, die sprudelnde, inspirierende Kreativität deines Wesens, die durch die immerwährende
göttliche Lebensenergie genährt wird.

Sich inspirieren zu lassen, der eigenen Schöpferkraft zu folgen,
sie wahrzunehmen und im täglichen Leben umzusetzen, ist für
viele Menschen eine große Herausforderung. Diese Herausforderung lässt für so manchen von uns das Leben in einem Zwiespalt
erscheinen.

So erleben wir eine Welt voller Hektik, Stress, Lärm, Erfolgs-
denken, Wohlstand und Armut zugleich. Das Konsumdenken
treibt uns wie ein Motor an, viele Menschen wollen erfolgreich

sein, jedes Mittel ist ihnen dafür recht. Die Medien – Fernsehen, Internet, Zeitungen – werden immer mehr dafür benutzt, um die Menschen zu indoktrinieren und zu lenken. Berichte über Gewalt, Krisen und Kriege beherrschen die Schlagzeilen, die wir tagtäglich bewusst oder unbewusst wahrnehmen. Das prägt uns im Umgang mit uns und anderen, und viele kommen damit nicht zurecht, weil sie nicht mehr wissen, was wahr ist und wer sie sind. Schlaflose Nächte, Albträume, kreisende Gedanken lassen uns nicht zur Ruhe kommen, ersticken unsere Schöpferkraft, unsere Kreativität, und lassen uns nicht die Schönheit unseres allen Seins sehen.

Gleichzeitig werden wir auch erfasst von einer starken Sehnsucht nach Frieden, Freiheit, Ruhe und Geborgenheit. Wir sehnen uns nach Glückseligkeit und Zufriedenheit, die durch Kreativität zum Ausdruck gebracht werden möchten.

Dieser Zwiespalt fühlt sich auch oft wie eine Trennung an, wie das Abgeschnittensein von der eigenen Schöpferkraft.

Nicht gelebte Schöpferkraft lässt uns leblos, farblos, kühl und unnahbar erscheinen. Wir benutzen unsere selbst geschaffenen Lebensumstände gerne dafür, um uns zu verstecken, um nicht in die eigene Kraft zu gehen, sich nicht zeigen zu müssen. Die viel benutzen Sätze »Das kann ich nicht«, »Ich trau mich nicht«, »Was werden die anderen dazu sagen?«, »Nicht ich, andere können es besser«, »Das ist zu viel Arbeit«, »Ich habe ohnehin keine Kraft« usw. sind Ausdruck dafür.

Doch das Sich-Einlassen, das Sich-Zeigen, das Annehmen der eigenen Schöpferkraft, ist nicht nur ein Geschenk für sich selbst, sondern für alle, die das miterleben dürfen.

Das Ausleben unserer Kreativität, worin sich das Annehmen unserer Talente zeigt, ist auch eine Symbiose unserer geistigen, seelischen Qualitäten und des Umsetzens auf der irdischen, materiellen Ebene. Das lässt uns »bodenständig«, frei von jeder Abgehobenheit, frei von jeder Überheblichkeit, das Leben erleben.

Calcium phosphoricum mit seiner beruhigenden, kraftvollen und erdigen Energie unterstützt uns dabei, unsere Lebensessenz wieder wahrzunehmen und die Kreativität, die Fähigkeiten, Ideen und Talente zu leben, zu erwecken.

So wird durch die wärmende, beruhigenden Wirkung von Calcium phosphoricum unsere Schöpferkraft gestärkt. Verkrampfungen lösen sich, kreisende Gedanken werden frei. Ängste vor Veränderung verlieren ihre Kraft, selbstbewusst können wir unsere Kreativität ausleben und die Schönheit genießen, die sie mit sich bringt. Verbunden mit Himmel und Erde und im Einklang mit der Natur werden wir unserer inneren Stimme folgen können, um uns dem inspirierenden und sprudelnden Lebensfluss unserer Göttlichkeit anzuvertrauen.

Calcium phosphoricum unterstützt:

❖ *das Entdecken unserer Talente, Fähigkeiten, Kreativität*

❖ *der Schöpferkraft zu folgen, sich inspirieren zu lassen*

❖ *die Inspiration im täglichen Leben umzusetzen*

❖ *das Wahrnehmen unserer Intuition, unserer inneren Stimme*

❖ *sich selbst und das Leben anzunehmen*

❖ *das Zulassen von Nähe und Beziehungen*

❖ *neue Wege zu beschreiten, zu sehen, wohin sie uns führen*

❖ *den Kontakt zu unserer Intuition wiederherzustellen, wenn wir durch Blockaden auf der seelischen und körperlichen Ebene die Verbindung, die richtige Frequenz, nicht finden können*

❖ *wenn unser Lebensfluss ins Stocken geraten ist und wir uns nicht mehr fühlen können*

❖ *den Ausgleich von innerer Unruhe und Hyperaktivität*

❖ *die »Schwangerschaft« einer neuen Lebensausrichtung mit Liebe und Vertrauen*

❖ *die Beruhigung unserer kreisenden Gedanken, diese loszulassen, um Neues zuzulassen*

❖ *das Fundament zu bilden, um gegenüber negativen Einflüssen standhaft zu sein (stärkt unser gesamtes Immunsystem)*

❖ *das Annehmen von Veränderungen und das Ablegen der Angst, etwas nicht zu schaffen*

❖ *das Folgen der göttlichen Stimme (Dein Wille geschehe.)*

❖ *sich selbst und dem Leben zu vertrauen*

❖ *unsere Herzenswärme*

❖ *die Entwicklung unseres wahren Wesens*

Vertraue dir selbst, vertraue dem Leben, was immer dir auch begegnet, es wird segensreich sein.

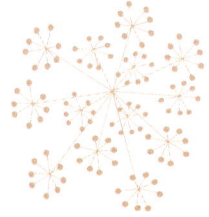

NR. 2 CALCIUM PHOSPHORICUM D6
(phosphorsaurer Kalk)

Gruppe: *Nervensalz, Blutsalz (Blutbildung), Knochensalz, Muskelsalz*
Organe: *Leber, Speicheldrüse, Schilddrüse*
Weitere: *Knochen, Blut-, Ei- und Samenzellen*

❖ *ein Hauptbestandteil der Knochen und Zähne*

❖ *ein blutbildendes Mittel und das Bindemittel für den organischen Aufbau*

❖ *wirkt beruhigend auf die Muskeltätigkeit*

❖ *für die Gesunderhaltung unserer Kinder (Schwangerschaftsbegleiter)*

❖ *basenbildender Mineralstoff*

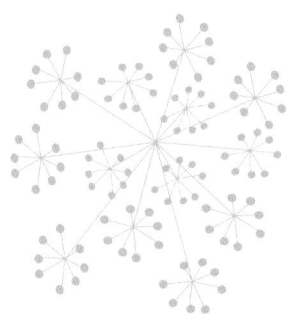

Querverbindungen zu Calcium phosphoricum

Nr. 2 Calcium phosphoricum	Intuition und Kreativität
Verwandte Themen: Begrenzung, Verwirrung, Visionen, Heilung, Freude, Chancen, Chaos	

Blütenessenzen

Bachblüten

Mimulus	für Mut und Vertrauen; bei Angst vor Begrenzung und Trennung
Beech	um das Gute in allen sehen und sich selbst und andere liebevoll annehmen zu können
Mustard	stärkt Vertrauen; bei Trübsinn, Depression, Traurigkeit ohne Grund

Kalifornische Blütenessenzen

Mariposa Lily	hilft zu verzeihen; stärkt die Beziehung zwischen Mutter und Kind; hilft bei der Aufarbeitung von Scheidungen, Krankheiten usw.
Black Cohosh	für mutige Konfrontation; um sich ganz schweren Themen zu stellen

Golden Ear Drops	für Klärung; um Einsicht in unglückliche Erinnerungen zu gewinnen

Australische Buschessenzen

Mint Bush	bei Beunruhigung, Verwirrung, spirituellem Notstand
Southern Cross	bei Opfermentalität, Selbstmitleid, Bitterkeit; für Märtyrer
Flannel Flower	fördert Zartheit, Weichheit, Sensibilität; bei Abneigung gegen Berührungen

Meditationsessenzen

Meisteressenzen

Orion	um Visionen klar zu erkennen; Wo stehe ich, wo will ich hin?
Hilarion	hilft, die universelle Wahrheit, den eigenen Weg und den eigenen Platz zu erkennen
El Morya	um Vertrauen zu sich selbst, zu den eigenen Fähigkeiten aufzubauen

Erzengelessenzen

Raphael	um Zusammenhang zwischen Krankheit, Bewusstsein und Seele zu erkennen
Chamuel	für Beschwingtheit und Schwingungserhöhung; unterstützt dabei, alten Ballast abzuwerfen

Jophiel	für Selbstverwirklichung, Vertrauen zur Schöpfung

Edelsteinessenzen

Aquamarin	hilft, Wandlung zu akzeptieren und Veränderung als Chance zu sehen; für Inspiration; bei Prüfungen
Chrysokoll	für Kommunikation auf allen Ebenen – von Mensch zu Mensch
Quintessenz	Essenz für alle Fälle, z. B. in Stresssituationen

Ergänzungsmineralstoffe

Nr. 20 Kalium aluminium sulfuricum	bei Gedächtnis- und Konzentrationsstörungen, Verstopfungs- und Blähkoliken
Nr. 13 Kalium arsenicosum	für Stoffwechsel; bei Abmagerung, Schwächezuständen; unterstützt Drüsensystem und Leber
Nr. 26 Selenium	unterstützt Abbau von schädlichen Stoffen, Umweltgiften, Schwermetallbelastungen

Jin Shin Jyutsu (Energieschlösser)

Thema: Angst; Selbsthilfe: Zeigefinger halten; Energieschlösser: 5, 8 , 10, 11, 22

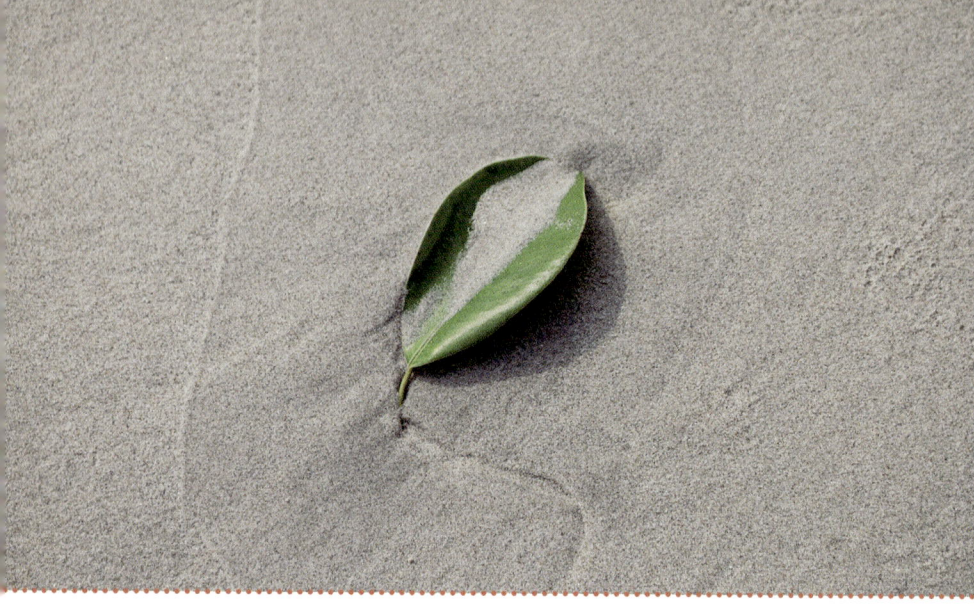

Ferrum phosphoricum Nr. 3
... beruhigend und wegweisend

In der Stille, die wir sind, erscheint uns die Welt oft laut und fremd, und doch finden wir immer unseren Weg.

Oft tauchen ganz plötzlich Gedanken und Emotionen auf, die seelischen Schmerz in Form von Hilflosigkeit, Wut, Trauer, Erschöpfung, Aufgeregtheit u. a. in uns hervorrufen. Sie können uns einen Augenblick lang oder manchmal auch für längere Zeit zum Stillstand bringen.

Diese Gedanken und Emotionen erleben wir auch im Zusammenhang mit plötzlich auftretenden körperlichen oder seelischen Verletzungen, oft gleichzeitig, manchmal ein wenig zeitversetzt oder kurz nach der Verletzung.

56

Diese Energie aus plötzlicher Wut, Trauer, Hilflosigkeit oder Aufgeregtheit, sich zunächst nicht erklären zu können, warum dies geschieht, den Auslöser nicht zu erkennen, versetzt unser gesamtes Energiefeld in eine Art Ausnahmezustand. Hier ist schnelle Hilfe angesagt, damit man diese Erfahrung verarbeiten kann.

Ferrum phosphoricum mit seinen beruhigenden, kühlenden und stärkenden Eigenschaften lindert unsere Schmerzen und unterstützt und aktiviert unsere Heileigenschaften. Die Energien, die uns in diesen Ausnahmezustand versetzt haben, verlieren somit ihre Kraft, Ruhe und Stille treten an ihre Stelle.

Diese Energien treten in Wirklichkeit gar nicht so plötzlich auf, sondern sie kündigen sich schon lange vorher an. Wir aber übergehen deren Anzeichen, »wir übergehen uns«, oder wir lassen es zu, dass wir »übergangen werden«, obwohl wir spüren und wissen, dass uns das nicht guttut. Das staut sich dann über Tage, Monate, Jahre hinweg auf und kommt dann zum Ausbruch, wie ein Vulkan: explosiv und hitzig.

Wir können auch den Vergleich mit einem Virus, der sich in unserer Aura festgesetzt hat und das Energiefeld permanent schwächt, bis es zusammenfällt, heranziehen. Verstrickt in unseren täglichen Lebensgeschehnissen haben wir versäumt, uns von dem Virus zu befreien. Wir haben vergessen, uns zu reinigen von den Belastungen unseres Alltags, uns zu befreien von der Unachtsamkeit uns und anderen gegenüber und von den Themen, über die wir sprechen und nachdenken.

Auf unseren Computern haben wir sehr wohl einen Virenscanner installiert, weil wir wissen oder vielleicht schon selbst erfahren haben, welchen Schaden ein Virus anrichten kann, aber solch ein Scanner hilft auch nur dann, wenn er aktiviert ist. Es liegt also in unserer Hand, unseren eigenen »Virenscanner« zu aktivieren, uns mit den liebevollen Gedanken der Dankbarkeit zu reinigen, in Stille und Demut für jeden Tag unseres Lebens. So können die beruhigenden, kühlenden und stärkenden Energien von Ferrum phosphoricum unterstützend auf unsere Lebensenergie wirken und brauchen nicht zur Abwehr oder zur Entfernung von »Viren« in unserer Aura verwendet werden.

Ferrum phosphoricum unterstützt:

❖ *als Erste Hilfe in allen Ausnahmesituationen*

❖ *den eigenen Weg im Alltag zu finden*

❖ *die Beruhigung hitziger Gedanken*

❖ *unsere Lebensenergie und unser Energiefeld, die Aura*

❖ *den liebevollen Umgang mit den eigenen Gefühlen*

❖ *Mitgefühl für andere in der Kommunikation mit ihnen zu entwickeln*

❖ *die Versorgung mit ausreichend Energie in Krisensituationen*

❖ *durch kraftvolle, beruhigende und kühlende Wirkung bei plötzlichem Auftreten von Wut und Hass*

❖ *das Empfinden von Wertschätzung und die Fähigkeit, anderen zuhören zu können*

❖ *die Hinwendung zu Stille und Demut*

- ❖ *die Heilung und die Linderung von Schmerzen*
- ❖ *den wirklichen geistigen Hintergrund meines Schaffens zu erkennen*
- ❖ *den Mut zu entwickeln, das an- oder auszusprechen, was ich fühle und denke*
- ❖ *mit dem Alltagsstress zurechtzukommen*
- ❖ *die geistige und körperliche Regenerationsfähigkeit*
- ❖ *auf das zu schauen, was wirklich ist*
- ❖ *die Kraft der Ehrlichkeit als »Virenscanner«*
- ❖ *die Freude, sich den Herausforderungen des Alltags zu stellen*

Die Hinwendung zu Stille und Demut ist eine Gnade, die nicht von Äußerlichkeiten abhängt, nur von der Entscheidung, es zu tun.

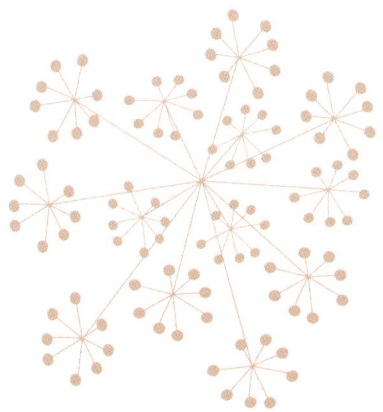

NR. 3 FERRUM PHOSPHORICUM D12
(phosphorsaures Eisen)

Gruppe: *Blutsalz (erhaltend), Muskelsalz, Salz der Blutgefä-
            ße (Ringmuskeln)*
Organe: *Leber, Schilddrüse, Bauchspeicheldrüse*
Weitere: *Blut, Gehirn, Muskelzellen, Darmwand und Darm-
            zotten*

❖ *das Mittel des ersten (hitzigen) Entzündungsstadiums*

❖ *Erste Hilfe bei Entzündungen und Verletzungen*

❖ *ideal für Erkältung und Fieber bis ca. 38,5 °C*

❖ *um Muskeltätigkeit anzuregen*

❖ *bei Durchfall und Verstopfung*

❖ *bei Schmerzen, die in der Bewegung entstehen*

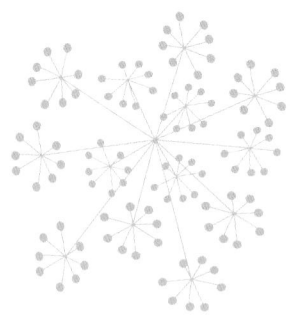

Energetische Querverbindungen zu Ferrum phosphoricum

Nr. 3 Ferrum phosphoricum	Erste Hilfe; beruhigend und wegweisend
Verwandte Themen: Schock, Zuhören, Opfer, Handeln, Geduld, Offenheit, Durchhaltevermögen	

Blütenessenzen

Bachblüten

Rescue, Arnica, Self Heal	bei allen Schocksituationen (seelisch, körperlich) und hoher Stressbelastung

Kalifornische Blütenessenzen

Calendula	unterstützt Feingefühl; aktiviert heilende Kraft des eigenen Wortes; hilft beim Zuhören
Love Lies Bleeding	unterstützt mitfühlendes Bewusstsein; hilft beim Umgang mit Schmerz und Leid
Larkspur	hilft, Selbstlosigkeit, Uneigennützigkeit und Großzügigkeit zu erlangen

Australische Buschessenzen

Spinifex	bei dem Gefühl, Opfer einer Krankheit zu sein, v. a. wenn Krankheit lange anhält
Bush Gardenia	bei Selbstsucht, faden Beziehungen; verbessert familiäre Beziehungen
Alpine Mint Bush	bei mentaler und geistiger Erschöpfung, Mangel an Freude

Meditationsessenzen

Meisteressenzen

Kamakura	verleiht Tatkraft; unterstützt dabei, Ideen in die Tat umzusetzen, Visionen zu realisieren
Christus	unterstützt dabei, die eigene Wahrheit zu erkennen und bedingungslose Liebe zu erfahren
Victory	fördert Wachstum und das Vermögen, Erfahrungen und Fähigkeiten für den nächsten Schritt zu bündeln

Erzengelessenzen

Raphael	Verbindung zwischen Krankheit, Bewusstsein und Seele erkennen
Uriel	aktiviert Schöpferkraft, Tatkraft, Entschlusskraft; schafft Struktur

Chamuel	für Beschwingtheit und Schwingungserhöhung; unterstützt dabei, alten Ballast abzuwerfen

Edelsteinessenzen

Turmalin	unterstützt den Weg nach außen; bei tiefen seelischen Verletzungen
Rosenquarz	aktiviert Sanftmut und Schönheit, Sich-Annehmen, Zärtlichkeit
Amethyst	bietet Hilfe bei Süchten; stärkt Willenskraft; vom Stillstand zur Bewegung

Ergänzungsmineralstoffe

Nr. 16 Lithium chloratum	zur Ausleitung; bei rheumatischen Beschwerden und Gicht
Nr. 13 Kalium arsenicosum	für Stoffwechsel; bei Abmagerung, Schwächezuständen; unterstützt Drüsensystem und Leber
Nr. 17 Manganum sulfuricum	fördert Aufnahme von Eisen im Körper; bei Anämie; im Leistungssport

Jin Shin Jyutsu (Energieschlösser)

Thema: Wut; Selbsthilfe: Mittelfinger halten;
Energieschlösser: 3, 6, 12, 13, 25

Die Liebe

Die Liebe ist überall auf dieser Welt,
sie gibt uns Kraft und Mut.
Sie lebt mit uns und stirbt zugleich,
kein Mensch, der sie nicht hat,
verbleibt in diesem Erdenreich.

Die Liebe, unser Sonnenschein,
bringt die Freude
in unser Herz hinein.
Sie schenkt uns Hoffnung und Vertrauen,
so können wir gelassen in die Zukunft schauen.

Nichts kann sie hindern,
nichts wird sie mindern,
unseres Alltags Lebenskraft,
die sie zu uns gebracht.

Sie zu verstehen, zu begreifen,
zu erfahren, was sie ist,
sie führt dich zu dir,
weil du es bist.

Nichts geht ohne sie, nichts ist.
Spürst du sie?
Nur alles oder nichts,
kein Bisschen und kein Wenig,
nur das Ganze, nur das Große,
bringt sie zu dir, wie zu einem König.

Kein Verstand, kein Wollen, Haben,
kein Muss, niemand braucht sich zu plagen.
Nur dich hinzugeben der Liebe ganz
lässt dich erstrahlen in deinem Lichterglanz.

Die Liebe ist Vertrauen,
mit ihr können wir immer bauen.
Sie hält es aus, jeden Erdenstoß,
von Kindheit an, wie in Mutters Schoß.

Auf unseren Wegen geht sie mit,
ganz leise, unbemerkt, im gleichen Schritt.
Du siehst sie nicht, du nimmst sie wahr,
doch manchmal scheint es,
als wär sie gar nicht da.

Weil wir verstrickt in unseren Alltag leben,
vergessen wir, sie zu erleben.
Doch sie ist da, in jedem Augenblick,
vergiss es nicht,
sie ist in dir, nur weil es dich gibt.

19. Januar 2010, 5:00 Uhr

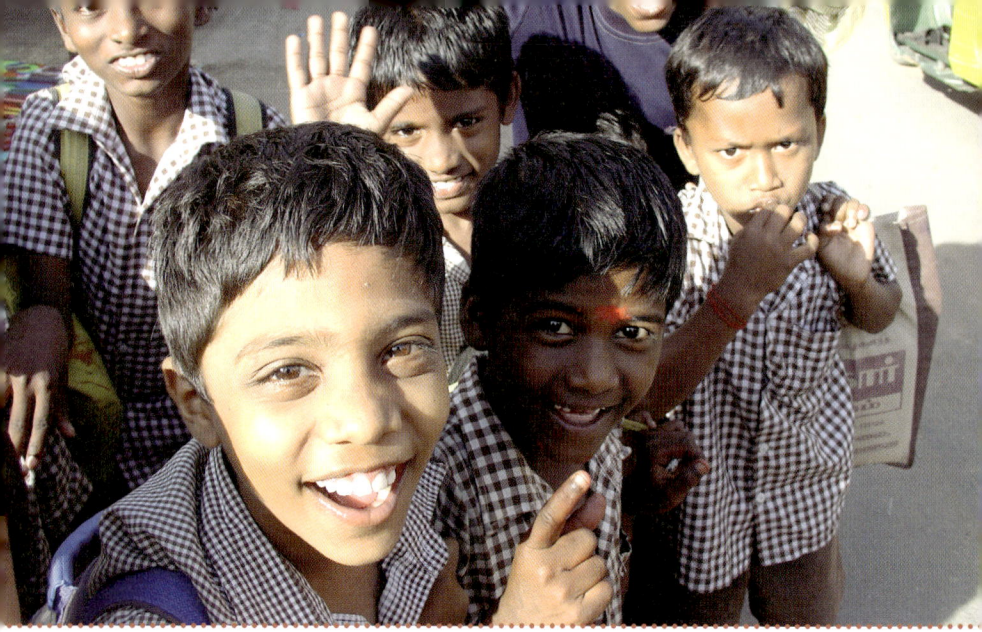

Kalium chloratum Nr. 4
... Offenheit und Ehrlichkeit

Alles ist, wie es ist, weder gut noch schlecht, auch wenn wir es gerne hätten, dass es anders wäre, es ist so, wie es ist.

Ein Thema, das uns in verschiedenen Lebenssituationen begegnet und für viele eine sehr große Herausforderung darstellt, ist der Umgang mit der Ehrlichkeit, die Offenheit, sich so zu zeigen, wie man wirklich ist.

Eine direkte Sprache zu benutzen, die Dinge beim Namen zu nennen, offen darzulegen, was wir gerade wahrnehmen, was uns bewegt, was wir denken – das alles wird in unserer Gesellschaft immer seltener. Verschleierungen, Umschreibungen, bewusste Verzerrung dessen, was tatsächlich gemeint ist, oft auch benutzt als Instrument der bewussten Manipulation, sind in unserer Gesellschaft weit verbreitet. Die Konsequenz daraus ist, dass wir sehr oft missverstanden werden, weil das, was wir ausdrücken möchten, nicht in der Klarheit, wie wir es denken, ankommt.

Wir geben uns nach außen hin anders, als wir wirklich sind, weil wir einfach anders gesehen werden wollen. Wir werden als Person in Frage gestellt, weil die Unehrlichkeit in unserem Energiefeld fühlbar ist. Und über Jahre hinweg, oft eine ganze Lebensreise lang, sind wir nicht wir selbst, und wir bemerken dabei nicht einmal, dass wir das, was wir nicht sind, in unser Sein übernommen haben. Das führt natürlich zu inneren Konflikten, denn einerseits kann ich das, was ich wirklich bin, nicht einfach auslöschen, aber andererseits möchte ich das auch nicht sein. Zweifel und Unsicherheit darüber, was richtig und falsch ist, werden immer öfter präsent, begleitet von Ängsten und von Misstrauen anderen gegenüber.

Die Themen, über die wir sprechen, betreffen Äußerlichkeiten: die eigenen Leistungen, was wir schon erreicht haben, wie gut es uns geht, was für eine tolle Familie wir haben, was wir alles für sie tun, und im gleichen Atemzug: wie arm wir sind, weil dies und das nicht funktioniert, weil uns diese oder jene Krankheit plagt, was wir als Nächstes tun werden, welche materiellen Güter wir besitzen – ein nicht endender Schwall von Worten, mit dem wir unser Gegenüber überschütten. Und bei der nächsten Begegnung ist es das Gleiche. Themen werden dramatisiert, nur um hervorzuheben, wer wir sind, aber die Wirklichkeit sieht anders aus.

Dies bietet einen guten Nährboden für Krankheiten, die immer wiederkehren und chronisch werden können, vor allem unsere Sinnesorgane sind davon immer wieder betroffen. Es ist außerdem ein Nährboden für gescheiterte Beziehungen, für Illusionen, für selbst zugefügte seelische Verletzungen.

Um diese Situationen zu verändern, ist Kalium chloratum hilfreich. Dessen Energieform hat die Eigenschaft, das wirklich Wahre in den Vordergrund zu bringen – keine Manipulation, kein Drama, einfach das, was es ist: klar, authentisch und liebevoll.

Kalium chloratum unterstützt:

❖ *Emotionen zu zeigen*

❖ *den Verzicht auf Manipulation*

❖ *sich klar auszudrücken, nichts zurückzuhalten*

❖ *sich nicht darin zu verstricken, was richtig oder falsch ist*

❖ *den Mut zur Offenheit und Ehrlichkeit*

❖ *das Ablegen von Dramen*

❖ *Ereignisse so darzulegen, wie sie wirklich sind und nicht, wie man es gerne hätte*

❖ *das Ablegen von Misstrauen anderen gegenüber*

❖ *wenn das Gefühl, keine Luft zu bekommen, sich zeigt*

❖ *wenn wir die Verantwortung immer bei anderen suchen*

❖ *sich von den Bewertungen anderer zu befreien*

❖ *bei immer wiederkehrenden Prozessen, damit sie sich auflösen können*

❖ *das Beenden der »Mitleidstour«*

- *die Bereitschaft, sich Zärtlichkeiten hinzugeben*
- *das loszulassen, was mir nicht guttut*
- *bei Zweifeln und Unsicherheiten*
- *damit sich all unsere Schleier heben können*

Damit sich alle Schleier heben können und sich unser wahres Ich zeigen kann, bedarf es der Ehrlichkeit in unserem Leben.

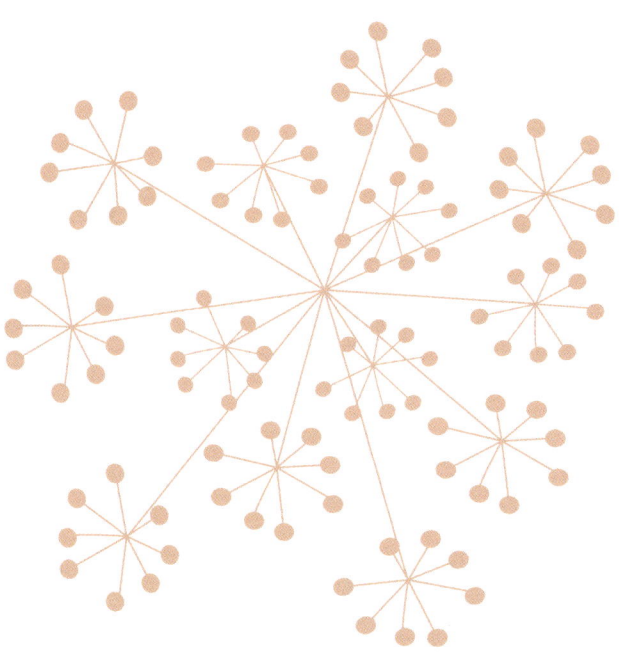

NR. 4 KALIUM CHLORATUM D6 (Kaliumchlorid)

Gruppe: *Drüsensalz, Blutsalz*
Organe: *Magen, Darm, Drüsen, Nieren, Leber*
Weitere: *rote Blutkörperchen, Nerven- und Gehirnzellen,*
Muskelzellen

❖ *das Mittel des zweiten Entzündungsstadiums*

❖ *das Bindemittel für den organischen Aufbau des Faserstoffes*

❖ *ein wichtiges Blutsalz, für die Blutreinigung (in fast allen Zellen enthalten)*

❖ *ein wichtiges Entgiftungsmittel (für Medikamente, Impfgifte)*

❖ *bei Schwellungen*

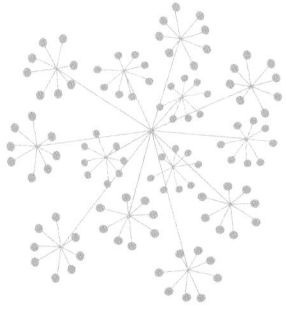

Energetische Querverbindungen zu Kalium chloratum

Nr. 4 Kalium chloratum	Offenheit und Ehrlichkeit
Verwandte Themen: Leben, Transformation, Sensitivität, Energieniveau, Gleichgewicht, Ausdrucksfähigkeit, Intuition	

Blütenessenzen

Bachblüten

Wild Rose	für Teilnahme am Leben; aktiviert schöpferische Kraft; gegen Apathie und Resignation
Crab Apple	unterstützt Reinigung und Läuterung; um klares Bewusstsein zu erlangen
Oak	bei Unnachgiebigkeit und dem Glauben, dass wir kämpfen müssen, um wachsen zu können

Kalifornische Blütenessenzen

Angel's Trumpet	für Transformation; um Realität der geistigen Welt anerkennen zu können
Hibiscus	aktiviert Seelenwärme; unterstützt weibliche Sexualität; hilft bei Ausnutzung und Missbrauch

Lady Slipper (Yellow)	für geerdete Spiritualität; um geistige Ziele mit der täglichen Arbeit zu verbinden

Australische Buschessenzen

Flannel Flower	fördert Zartheit, Weichheit, Sensibilität; bei Abneigung gegen Berührungen
Banksia Robur	bei Entmutigung, Lethargie, Frustration durch Erschöpfung oder Enttäuschung
Tall Mulla Mulla	für Einzelgänger; bei Stress durch Konfrontation; bei hoher Krankheitsanfälligkeit

Meditationsessenzen

Meisteressenzen

Seraphis Bey	Die irdische Kraft stärkt die Verbindung zum Körper und zur Körperkraft.
Pallas Athene	für Freude und Fülle; um logisches Denken und Intuition zu verbinden
Saint Germain	sich befreien; um eigene Verhaltensmuster und Vorstellungen zu durchschauen

Erzengelessenzen

Metatron	für Entfaltung allumfassender Liebe und vollkommenen Bewusstseins

Michael	fördert Willenskraft, Struktur, Mut zum Handeln und zur Wahrheit; für Schutz
Zadkiel	für Schöpferkraft; unterstützt Wissen und Weisheit

Edelsteinessenzen

Smaragd	für Harmonisierung auf allen Ebenen; für Gleichgewicht, bei Schlafstörungen
Mondstein	unterstützt Weg nach innen; fördert Intuition; unterstützt Frauen bei Geburt, Frauenbeschwerden und in Wechseljahren
Rosenquarz	für Sanftmut, Schönheit, Zärtlichkeit; unterstützt das Sich-Annehmen

Ergänzungsmineralstoffe

Nr. 23 Natrium bicarbonicum	aktiviert Stoffwechsel; für Entschlackung; bei Säureüberladung
Nr. 19 Cuprum arsenicosum	für Magen-Darm-Bereich; bei Koliken
Nr. 22 Calcium carbonicum	bei schweren Erschöpfungszuständen, Schwellungen, Katarrh

Jin Shin Jyutsu (Energieschlösser)

Thema: Verstellung; Selbsthilfe: kleinen Finger halten; Energieschlösser: 15, 18, 20, 23, 24

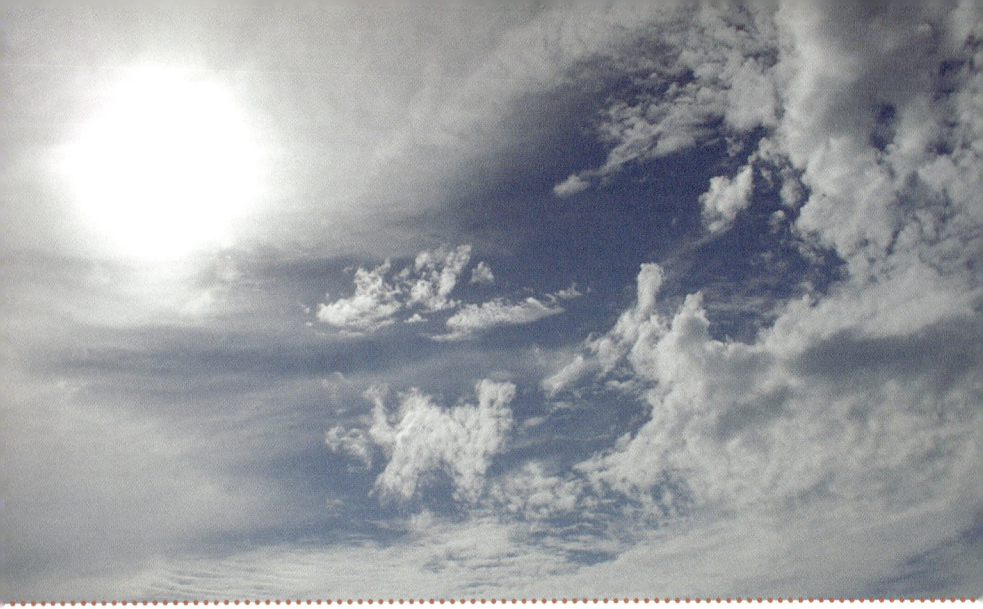

Kalium phosphoricum Nr. 5
... lichtvoll und stärkend

Ob wir es Stärke oder Schwäche nennen, beides entspringt der Quelle unseres Seins, die keine Bewertungen kennt.

Wenn dunkle, schwere Gedanken der Verzweiflung, Hoffnungs-losigkeit und Resignation beginnen sich festzusetzen oder sich schon festgesetzt haben und uns quälen, braucht es leichte, licht- und kraftvolle Energien, um sich von ihnen zu befreien.

Wir kennen alle die Begriffe »Depression«, »Burn-out«, »Ver-wirrtheit«, »Verzweiflung« u. v. m. Sie begegnen uns sehr häufig in unserem Alltag. Sie sind Ausdruck unserer Gesellschaft, sie stehen für eine Zeit, in der die wirtschaftlichen Belange im Vor-dergrund stehen. Viele Menschen kommen damit nicht mehr zurecht, ihre Gedanken werden beherrscht von Angst. Sie sind überfordert, wenn es um Job, Karriere oder Geld geht. Hinzu kommt, dass die Familie gemanagt werden muss, und in der Freizeit sollte schließlich auch noch etwas unternommen werden. Nicht zu vergessen: unsere immer älter werdende Gesellschaft und die vielen alleinstehenden und kranken Menschen.

Wenn wundert es da, dass viele den Herausforderungen im Leben nicht mehr gewachsen sind und dann sehr oft ein Burn-out erleiden oder in eine Depression verfallen.

Unterstützung erhalten sie meistens in Form von Medikamenten, die einfach nur ruhigstellen, aber der Mensch ist dann nicht mehr der Mensch, der er wirklich ist.

Das Schüßler-Salz Kalium phosphoricum mit seiner lichtvollen, stärkenden Eigenschaft bietet hier eine besondere Unterstützung. Seine lichtvolle Energie und die kraftvollen Impulsen, die von ihm ausgehen, dringen bis in den letzten Winkel unserer oft destruktiven Gedanken vor und bewirken, dass diese sich auflösen und nicht festsetzen.

Es geschieht sozusagen eine Umwandlung von negativen, destruktiven Gedanken in positive, helle, liebevolle Gedanken, sodass der seelische Vergiftungsprozess gestoppt wird. Mut, Leichtigkeit und die Freude am Leben kehren zurück – schwungvoll und stärkend wie ein Walzer von Johann Strauss.

Wenn wir bereit sind, unseren Gedanken mehr Aufmerksamkeit zu widmen, werden wir schnell erkennen, wie schnell sich das Gedachte manifestiert und sich auf das seelische, energetische, emotionale Lebensgefühl auswirkt und unseren Körper beeinflusst. Wir werden erfahren, welche Gedanken unser Leben derzeit bestimmen.

Durch den freien Willen haben wir die Möglichkeit zu entscheiden, welche energetische Kraft uns durch das Leben begleiten soll, so, wie wir uns auch tagtäglich entscheiden können, was wir essen möchten. Kalium phosphoricum kann uns beim Treffen von allen Entscheidungen ein sehr hilfreicher Begleiter sein.

Auch bei der Bewältigung unserer täglichen geistigen Aufgaben in Beruf und Freizeit, wenn erhöhte Gedankenkraft gebraucht wird, und in der Zeit danach, wenn sich unser Geist ausgelaugt anfühlt und ins Stocken geraten ist, steht uns Kalium phosphoricum mit seiner licht- und kraftvollen Energie zur Verfügung. Kalium phosphoricum ist ein wahrer Lichtbringer, ein wunderbarer Begleiter auf unserer Lebensreise, der zudem andere Schüßler-Salze in ihrer Wirkung unterstützt.

Kalium phosphoricum unterstützt:

❖ *bei der Umwandlung immer wiederkehrender negativer Gedanken*

❖ *leichte, lichtvolle Energien in unsere Gedankenwelt zu bringen*

❖ *das Auflösen von Hass und Missgunst*

❖ *das Vertrauen in die eigene Kraft*

❖ *unsere Zielstrebigkeit*

❖ *bei Depression, Verzweiflung*

❖ *wenn erhöhte Gedankenkraft gebraucht wird*

❖ *bei Erschöpfung unserer Lebenskraft*

❖ *die Lebendigkeit und Leichtigkeit in unserem Leben*

❖ *bei der Rückführung von lähmenden Gedanken in ihren ursprünglichen Fluss*

- *unseren Geist beim Übergang zwischen Leben und Tod*
- *wenn wir glauben, vor dem Leben resignieren zu müssen*
- *damit das Vertrauen ins Leben zurückkehrt*
- *unser Durchhaltevermögen*
- *im Umgang mit unseren Stärken und Schwächen*
- *beim Auflösen von geistigen Vergiftungen*
- *sich selbst wieder wahrnehmen zu können*
- *damit die Liebe, die wir sind, sich zeigen kann*

Ein Lichtbringer in allen Lebenskrisen, damit wir leicht und liebevoll unser Leben bereisen können.

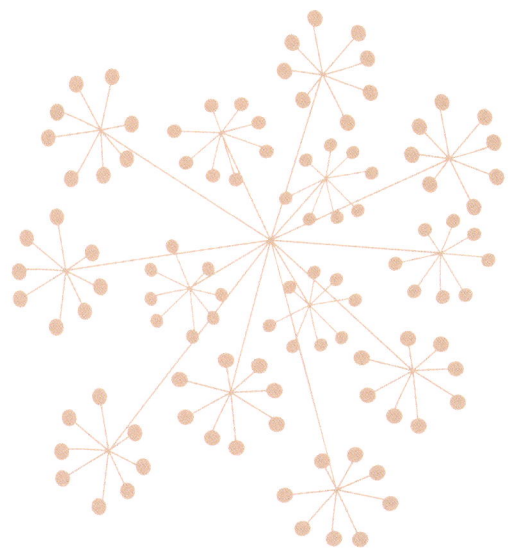

NR. 5 KALIUM PHOSPHORICUM D6
(phosphorsaures Kalium)

Gruppe: *Blutsalz, Muskelsalz, Salz der Fäulnisverhütung,*
            Nervensalz
Organe: *Herz*
Weitere: *Gehirn und Nervenzellen, Blut, Muskelzellen, Zwi-*
            schenzellflüssigkeit

❖ *ein großartiges Nerven- und Gehirnmittel*

❖ *als Antiseptikum verhütet es den Gewebezerfall*

❖ *wirkt blutbildend und -erhaltend*

❖ *für Energie- und Kräftehaushalt*

❖ *muskelstärkend*

❖ *bei Fieber über 38,5 °C*

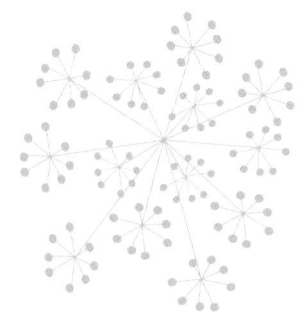

Energetische Querverbindungen zu Kalium phosphoricum

Nr. 5 Kalium phosphoricum	lichtvoll und stärkend

Verwandte Themen:
Selbstvertrauen, Abhängigkeit, Umstellung, innere Weisheit, Entschlusskraft, Beständigkeit, Zwänge

Blütenessenzen

Bachblüten

Larch	stärkt Selbstvertrauen, Zuversicht, Ausdrucksfähigkeit; bei Angst vor Versagen
Pine	hilft, Verantwortung zu übernehmen, zu vergeben, bei Schuldgefühlen
Centaury	hilft, Nein zu sagen; unterstützt innere Ehrlichkeit

Kalifornische Blütenessenzen

Milkweed	unterstützt Selbstwahrnehmung; hilft bei Abhängigkeit (Drogen, Essen etc.)
Borage	für Heiterkeit, Mut, Zuversicht, Vertrauen bei Herausforderungen
Calla Lily	unterstützt Klarheit, geschlechtliche Identität, sexuelle Selbstannahme

Australische Buschessenzen

Bottlebrush	Akzeptanz von Unabänderlichem, wie Pubertät, Wechseljahre, Pensionierung, Tod; hilft, Vergangenheit zu akzeptieren
Bauhinia	bei Widerstand gegen Veränderungen; bei Starrheit, Zögerlichkeit

Meditationsessenzen

Meisteressenzen

Maha Chohan	für innere Weisheit; unterstützt Kontakt mit der inneren Stimme
Victory	für Wachstum; unterstützt das Bündeln von Erfahrungen und Fähigkeiten für den nächsten Schritt
Lao Tse	hilft zu akzeptieren; um innere Ruhe zu entwickeln (Es ist, wie es ist.)

Erzengelessenzen

Uriel	aktiviert Schöpferkraft, Tatkraft, Entschlusskraft; schafft Struktur
Jophiel	für Selbstverwirklichung, Vertrauen in Schöpfung
Raphael	Zusammenhang zwischen Krankheit, Bewusstsein und Seele erkennen

Edelsteinessenzen

Rosenquarz	für Sanftmut, Schönheit, Zärtlichkeit; unterstützt das Sich-Annehmen
Chrysokoll	für Kommunikation auf allen Ebenen – von Mensch zu Mensch
Goldtopas	für Reinigung auf allen Ebenen; unterstützt das Ablegen von alten Gedankenmustern und Vorstellungen

Ergänzungsmineralstoffe

Nr. 25 Aurum muraticum natronatum	gegen Arterienverkalkung, Hautgeschwüre; bei Leberbeschwerden
Nr. 16 Lithium chloratum	bei nervlicher Belastung und Gemütsschwankungen
Nr. 13 Kalium arsenicosum	unterstützt Muskulatur und Nerven; hilft bei Lähmungen und Schwäche

Jin Shin Jyutsu (Energieschlösser)

Thema: Trauer; Selbsthilfe: Ringfinger halten;
Energieschlösser: 2, 4, 7, 14, 17

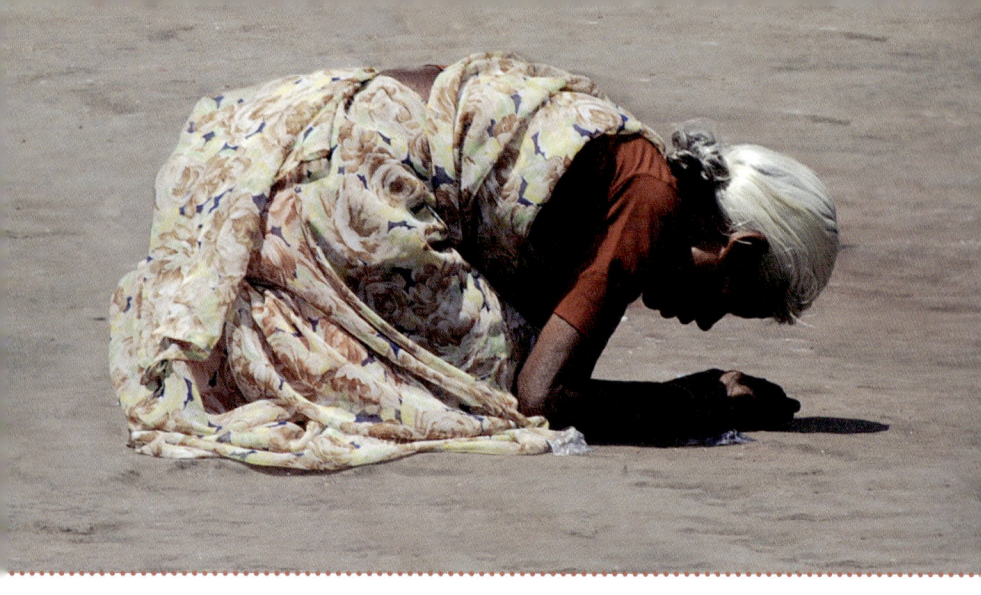

Kalium sulfuricum Nr. 6
... Demut und Dankbarkeit

Durch die Hingabe an das Leben in Demut und Dankbarkeit werden sich alle Verstrickungen lösen, so werden wir wissend und
sehend die Gnade unserer irdischen Lebensreise erkennen.

In dem Augenblick, wo wir uns als göttliches Wesen entschie-
den haben, uns durch eine Geburt körperlich zu manifestieren,
wussten wir, dass wir diesen Körper nur zeitlich begrenzt zur
Verfügung haben würden, auch wenn wir uns nicht mehr daran
erinnern können.
    Wir wählten uns zwei bereits manifestierte Wesen, Mutter und
Vater, aus, um uns auf eine Reise zu begeben, wo wir der Dun-
kelheit und dem Licht des irdischen Lebens begegnen würden.
Behütet und beschützt, aber auch manchmal nicht gewollt durften wir von der Geburt an bis zum Ende unserer Lebensreise die

Sonnen- und Schattenseiten des Irdischen erfahren. Manche von uns haben ihre Entscheidung zurückgenommen und vorzeitig ihre Lebensreise beendet, oder sie wurde von der Mutter oder vom Vater oder durch andere Umstände vorzeitig beendet. Wie auch immer es war, wir wussten um die Möglichkeiten und dass die Geschehnisse für den Sinn unsere Inkarnation genau die richtigen waren.

Wenn unsere Inkarnation nicht schon vor der Geburt endete, durften wir behütet und beschützt in unserer Mutter heranwachsen, wurden vorbereitet für den Augenblick unserer körperlichen Geburt. In dieser Unzertrennbarkeit, in diesem Einssein mit ihr durften wir sie kennenlernen, erfuhren, wer sie war, was sie fühlte, was sie dachte, alles durch eine Kommunikation, die keine Sprache benötigte. Mit unserer Geburt und der Durchtrennung der Nabelschnur wurden der Beginn dieser Lebensreise besiegelt, das Einssein mit unserer Mutter gelöst und in ein Einssein mit allem überführt, das als Grundlage für eine friedliche, segensreiche Begegnung mit den anderen inkarnierten Wesen diente. Noch nicht sehend, aber schon mit den anderen Sinnen wahrnehmend erlebten wir die ersten Tage unseres neuen Daseins, bis wir schließlich auch mit unseren Augen die Welt erkunden konnten.

Im Laufe unseres Lebens werden wir uns immer mehr der Vielfalt des irdischen Daseins bewusst, und wir versuchen, uns in der unerschöpflichen Fülle des physischen und geistigen Gabentisches zurechtzufinden, der uns immer wieder einlädt, von ihm zu nehmen. Wie oft haben wir uns dabei schon die Frage gestellt: »Was soll ich nehmen?«, oder: »Habe ich jetzt das Richtige gewählt?« Oft tun wir uns schwer damit zu wählen, wir fühlen zwar, was das Beste wäre, doch durch die Vielfältigkeit des Angebotes lassen wir uns verunsichern und beginnen, uns an anderen Menschen zu orientieren. Wir entfernen uns immer weiter von uns selbst und nehmen die Spielregeln der irdischen Welt an. Bewusst oder unbewusst, ohne zu hinterfragen, ob diese fruchtbar und nährend für uns sind, nehmen wir sie an.

Ohne Wertschätzung und Dankbarkeit für die Fülle, ohne Demut vor dem Leben nehmen wir Dinge einfach in Besitz. Dieser Besitz wird von uns mit allen Mitteln verteidigt, wir verstecken ihn, machen ein Geheimnis daraus und wundern uns dann, wenn unser Leben beginnt, sich unfrei, begrenzt und lieblos anzufühlen. Wir wundern uns, dass wir immer wieder körperliche und seelische Verletzungen erfahren, und vergessen dabei, dass wir die »Werkzeuge«, mit denen wir uns schützen könnten, permanent zur Verteidigung und Aufrechterhaltung unseres Egos benutzen. Für unsere Verletzungen suchen wir Schuldige, die wir auch schnell finden, sogar unsere Eltern klagen wir an, die alles, was ihnen möglich war, für uns gegeben haben. Kein Dankeschön, keine Wertschätzung, keine Demut vor dem Leben, den Menschen, den Tieren oder der Natur gegenüber.

Vergessen haben wir unsere Verbundenheit, das Einssein mit allem, vergessen haben wir das Wissen um die Begrenztheit unserer Lebensreise. Wir halten mit allen Mitteln an dem fest, was uns das irdische Leben bietet, so, als könnten wir es ewig behalten. Dabei müssen wir alle irgendwann erkennen, dass alles auf unserer Reise einem Wandel unterworfen ist.

Doch mit der Rückbesinnung auf die Liebe und das Einssein, mit Dankbarkeit für die Gnade des Lebens wird sich das alles auflösen. Und wenn wir spüren, dass die Zeit gekommen ist, das Tor am Ende unserer Lebensreise zu durchschreiten, werden wir uns darüber freuen und zufrieden, friedvoll und lächelnd auf eine segensreiche, erlebnisvolle Zeit zurückblicken. Wissend um die Gnade des Gelebten werden wir hinter uns das Tor schließen und damit das Tor zu neuem Leben öffnen.

Kalium sulfuricum unterstützt:

❖ *Altes aufzuarbeiten und zu lösen, damit Neues nicht behindert wird*

❖ *sich selbst und anderen zu vergeben*

❖ *das Auflösen von Schuldzuweisung an sich oder andere*

❖ *verlorene Verbundenheit mit sich und allem wiederzufinden*

❖ *sollten wir die Dankbarkeit gegenüber unseren Eltern vergessen haben*

❖ *die Hingabe an unser einzigartiges Leben*

❖ *beim Auflösen von karmischen Verstrickungen*

❖ *das Erkennen von Ursache und Wirkung in unserem Leben*

❖ *das Erkennen der Göttlichkeit in jedem Lebewesen*

❖ *das Annehmen von Lebenssituationen, ohne sie als gut oder schlecht zu bewerten*

❖ *die Erkenntnis, dass wir mit allem verbunden sind*

❖ *bei der Auflösung von Verletzungen aus der Kindheit*

❖ *die Bereitschaft, sich von der Vergangenheit zu befreien*

❖ *ein Leben im Hier und Jetzt*

❖ *das Auflösen von Geheimnissen*

❖ *beim Übergang von Vergangenem zum Neuen*

❖ *die Bewusstwerdung unsere Göttlichkeit*

Nur der Frieden mit uns selbst kann der Schlüssel für ein friedvolles Miteinander sein.

Die wichtigsten Wirkungsweisen auf körperlicher Ebene

NR. 6 KALIUM SULFURICUM D6 (schwefelsaures Kalium)

Gruppe: *Muskelsalz, Salz der Schutzorgane*
Organe: *Leber, Milz, Dünn- und Dickdarm, Herz*
Weitere: *Haut, Muskelzellen*

❖ *Mittel des dritten Entzündungsstadiums (Wiederherstellungsstadium)*

❖ *bei chronischen Entzündungen aller Art*

❖ *bei allen Hauterkrankungen*

❖ *Sauerstoffüberträger für Muskeln*

❖ *bei Asthma und Bronchitis*

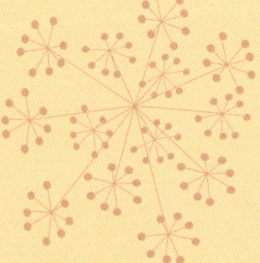

Energetische Querverbindungen zu Kalium sulfuricum

Nr. 6 Kalium sulfuricum	Demut und Dankbarkeit
Verwandte Themen: Annehmen, Verletzung, Unentschlossenheit, Wahrheit, Freude, Heiterkeit, Klarheit, Selbstsicherheit	

Blütenessenzen

Bachblüten

Gentian	verleiht Mut; hilft, das anzunehmen, was ist; für innere Stärke
Elm	um Neigung zum Perfektionismus zu mildern, Hilfe annehmen zu können
Impatiens	für Geduld mit sich selbst und anderen

Kalifornische Blütenessenzen

Golden Yarrow	bei großer Empfindsamkeit und Zurückgezogenheit; bei Verletzungen
Self Heal	unterstützt Vertrauen in die eigenen Selbstheilungskräfte
Cosmos	unterstützt Kommunikation; bei überregter Sprache; fördert klare Ausdrucksweise

Australische Buschessenzen

Sundew	für Tagträumer; bei Drogensucht, Unentschlossenheit, Geistesabwesenheit, Spaltung
Jacaranda	bei Wankelmütigkeit, Zerstreutheit, permanenter Eile; wenn es schwerfällt, Dinge zu Ende zu führen
Marocapa	für Ausdauer, innere Stärke; bei Erschöpfung, Abgespanntheit, Ausgelaugtheit

Meditationsessenzen

Meisteressenzen

Lady Nada	um sich angenommen zu fühlen und den eigenen Körper annehmen zu können; für Lebensgenuss
El Morya	für den Aufbau von Vertrauen in sich selbst und in die eigenen Fähigkeiten
Christus	unterstützt dabei, die eigene Wahrheit zu erkennen und bedingungslose Liebe zu erfahren

Erzengelessenzen

Michael	fördert Willenskraft, Struktur, Mut zum Handeln und zur Wahrheit; für Schutz

Uriel	aktiviert Schöpferkraft, Tatkraft, Entschlusskraft; schafft Struktur
Metatron	für Entfaltung allumfassender Liebe und vollkommenen Bewusstseins

Edelsteinessenzen

Bergkristall	Lichtbringer bei Trauer, Angst, Weltschmerz; fördert Klarheit; wirkt als Energieverstärker
Lapislazuli	unterstützt beim Lernen, bei der Verarbeitung verdrängter Gefühle; hebt Konzentration
Smaragd	für Harmonisierung auf allen Ebenen; bringt ins Gleichgewicht; hilft bei Schlafstörungen

Ergänzungsmineralstoffe

Nr. 15 Kalium jodatum	unterstützt Schilddrüse; hilft bei Gelenkbeschwerden wie Rheuma und Arthritis
Nr. 20 Kalium aluminium sulfuricum	hilft bei rissiger Haut, wenn Haut nicht mit genügend Nährstoffen versorgt wird
Nr. 24 Arsenium jodatum	bei Lungenerkrankungen; für gesunde Haut

Jin Shin Jyutsu (Energieschlösser)

Thema: Angst; Selbsthilfe: Zeigefinger halten;
Energieschlösser: 5, 8, 10, 11, 22

Lebenslust

Die Lebenslust, sie schwingt in meiner Brust.
Erwacht aus dem Dornröschenschlaf
zeigt sie sich in ihrer Vielfalt hier,
eine Kraft, die immer ist in mir.
Vorbei mit Trübsalblaserei,
vorbei mit aller Plag und Müh,
vorbei mit aller Raunzerei.

Die Freude und die Liebe,
die haben nun mich erfasst,
in ihnen erlebe ich nun die Welt,
kein Kummer und kein Mangel, der sich an mir hält.
Der Alltag dadurch, das ist neu,
der zieht einfach vorbei.
So leicht und hell, so strahlend schön,
es fließt aus meiner Ursprungsquell.

Mit Ruhe und mit Staunen
begegne ich der Menschen Launen,
der Freude und dem Gram,
den Schmerzen und dem Wahn.
Nichts von alledem
manifestiert sich in meinem Leben,
so ist es mit der Liebe eben.

Die Liebe bringt die Lebenslust in mir
und breitet sich so vollends aus,
nun weiß ich: Das ist mein Zuhaus.
Gegangen bin ich ein und aus
in vieler Welten Haus,
um zu erkennen, zu erfahren,
zu suchen, zu verharren.
Das alles nur, um mich zu finden
und mich an irgendetwas zu binden.

Doch alles, das hat sich gezeigt,
es ist vergänglich in meiner irdischen Zeit,
es kommt, es geht,
so, wie der Wind den Sand verweht.

Welchem Trugschluss ich erlegen
auf all meinen irdischen Wegen.
Hab vergessen die Ursprungsgottesquell,
die immerdar und nicht getrennt von mir
sich zeigt in jedem Augenblick vor mir,
weil ich es bin, der es erlebt,
weil ich geführt in dieser Welt.

15. Oktober 2010, 6:15 Uhr

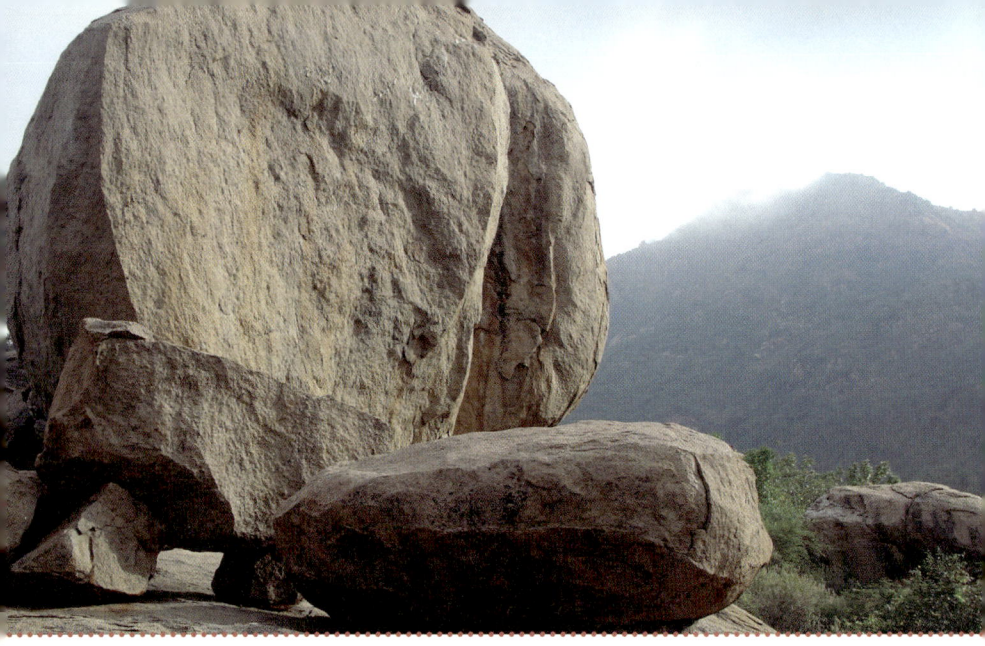

Magnesium phosphoricum Nr. 7
... Ausgeglichenheit und Zufriedenheit

Aufzusteigen zu unseren höchsten Sphären und hinabzusteigen zu unseren tiefsten Wurzeln, lässt uns die Zufriedenheit und Freude am Leben erfahren.

Einmal in unseren höchsten Sphären, dann wieder bei unseren tiefsten Wurzeln – eine Herausforderung für unseren energetischen Körper.

Es ist wie auf einer Achterbahn, wenn wir an dem höchsten Punkt angelangt sind und den tiefsten Punkt nicht erkennen können, und das in einer rasenden Geschwindigkeit, die uns den Atem raubt. Mittendrin in einem Spannungsfeld: Schreie voller Freude, Schreie der Angst und der Hilflosigkeit, das Gefühl, ausgeliefert zu sein, hoffend, dass es bald vorbei sein wird. Vor lauter Schreien, vor lauter Angst nehmen wir nichts mehr um uns herum wahr, der Blick ist starr, der Atem geht schnell, und im Magen hat sich ein flaues Gefühl ausgebreitet. Am Ende ist man dann heilfroh, wieder auf der Erde zu stehen, erschöpft und zitternd.

Wir haben dieses Abenteuer bewusst gewählt, um das zu erleben, dieses außergewöhnliche Gefühl, diesen Kick.

Doch im täglichen Leben, wo wir solche Gefühle ebenfalls erleben können, ist uns nicht immer klar, ob wir diese Situation jetzt so gewollt bzw. gewählt haben oder ob sie durch etwas anderes entstanden ist. Das ist aber auch nicht von großer Bedeutung. Es ist viel wichtiger zu erkennen, dass beide Pole, die höchsten Sphären und die tiefsten Wurzeln, uns die Grundlage für ein ausgeglichenes, zufriedenes Leben bereitstellen. Wir müssen nur darauf bedacht sein, sie in Ausgewogenheit anzunehmen.

Was hilft es, nur in den höchsten Sphären zu verweilen, in Abgehobenheit, sich in Träumen und Fantasien zu verstricken, denn wenn der Wind des Lebens einmal ein bisschen stärker bläst, gelingt es einem nicht, ihm standzuhalten. Wir werden weggeweht, weil uns die Verwurzelung fehlt. Andererseits, was hilft es, nur bei unseren tiefsten Wurzeln zu verweilen, wo wir mühsam mithilfe unseres Verstands versuchen, unser Leben zu meistern, ohne Leichtigkeit und Freude, schwermütig, kontrollierend und immer darauf bedacht, ja das Richtige zu tun. Uns nicht erlauben aufzuschauen, denn was wir da erblicken, könnte ja unsere vorgefertigten Meinungen und Dogmen infrage stellen, und dann müssten wir plötzlich über uns selbst lachen.

Ein wunderbarer Wegbegleiter, um in die höchsten Sphären und zu den tiefsten Wurzeln zu gelangen und dabei die Ausgeglichenheit und Zufriedenheit nicht zu verlieren, ist Magnesium phosphoricum. Wenn wir zu stark verwurzelt sind oder uns in den höchsten Sphären verloren haben, so gleicht Magnesium phosphoricum dies immer wieder aus.

So können wir dem Wandel unseres Lebens unerschrocken, mit Liebe und Freude begegnen, können hoch hinauf- und tief hinabsteigen, heiter und traurig sein, berührt, glückselig, voller Mitgefühl. Ob in der Einsamkeit oder zu zweit, auf ruhigen oder stürmischen Gewässern, auf heißen oder kalten Kontinenten, in langsamer oder rasender Geschwindigkeit, in der Fülle oder Leere, im Trubel oder in der Stille werden wir uns und alles um uns herum in Liebe und mit Wertschätzung wahrnehmen.

Magnesium phosphoricum unterstützt:

- ❖ *bei Minderwertigkeitsgefühlen*

- ❖ *beim Zentrieren*

- ❖ *das Einfühlungsvermögen*

- ❖ *die innere Ruhe*

- ❖ *die Selbstständigkeit*

- ❖ *die Fähigkeit des Zuhörens*

- ❖ *die Entwicklung des Mitgefühls für andere*

- ❖ *das Gefühl von Einsamkeit zu transformieren*

- ❖ *bei Überempfindlichkeit*

- ❖ *Ausgewogenheit statt Rastlosigkeit*

- ❖ *die Konfliktfähigkeit*
- ❖ *das Aushalten und Akzeptieren anderer Meinungen*
- ❖ *bei Suchtproblemen*
- ❖ *nicht geerdete Menschen*
- ❖ *Heiterkeit und Fröhlichkeit auszuleben*
- ❖ *Hilfe annehmen zu können*
- ❖ *bei zu hoher Erwartungshaltung*
- ❖ *bei Ungeduld*

Aus unserer Mitte heraus wird es ein Leichtes sein, sich wirklich zu zeigen.

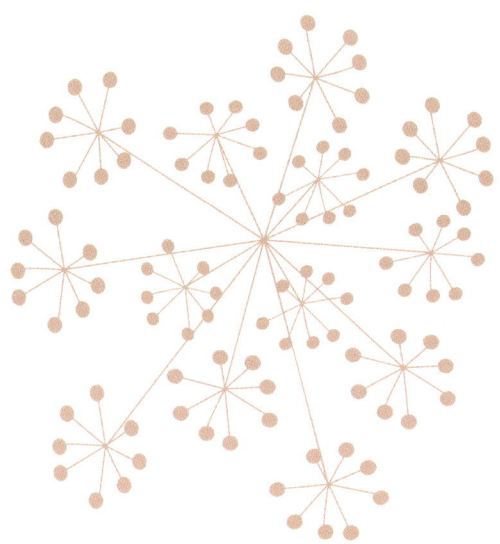

NR. 7 MAGNESIUM PHOSPHORICUM D6
(phosphorsaures Magnesium)

Gruppe:	*Nervensalz (innere Unruhe), Knochensalz (Festig-keit), Muskelsalz (automatische Tätigkeit), Drüsen-salz (automatische Tätigkeit)*
Organe:	*Herz, Darm, Leber, Lunge, Milz, Bauchspeicheldrüse, Schilddrüse, Nieren*
Weitere:	*Nerven- und Muskelzellen, Gehirn, Rückenmark*

❖ *ein Nervenmittel gegen innere Unruhe*

❖ *für die Drüsen und Knochenhüllen*

❖ *für Blutgefäße (automatische Tätigkeit)*

❖ *gegen Krämpfe und Koliken*

❖ *zur Fäulnisverhütung (Gase werden ausgetrieben)*

❖ *bei Darmträgheit*

❖ *gegen Schmerzen, die in der Ruhe auftreten*

❖ *basenbildender Mineralstoff*

Energetische Querverbindungen zu Magnesium phosphoricum

Nr. 7 Magnesium phospho-ricum	Ausgeglichenheit und Zufriedenheit
Verwandte Themen: Ehrlichkeit, Selbstwert, Verzweiflung, Intuition, Bewusstsein, Lebenskraft, Schönheit, Chaos	

Blütenessenzen

Bachblüten

Agrimony	unterstützt emotionale Ehrlichkeit; befreit von dem Gefühl, dass Liebe verdient werden muss
Heather	für innere Ruhe; füllt die innere Leere; aktiviert Mitgefühl
Vervain	um den eigenen mit dem göttlichen Willen in Einklang zu bringen

Kalifornische Blütenessenzen

Buttercup	unterstützt Selbstwert; für scheue und zurückgezogene Menschen; hilft, Begabungen auszuleben
Penstemon	fördert Standfestigkeit; hilft, Zweifel zu überwinden; für Klarheit in Beziehungen

Sagebrush	unterstützt bei der Selbstfindung, beim Lösen von Erwartungshaltungen; hilft, Masken abzulegen

Australische Buschessenzen

Waratah	bei Unfähigkeit, auf eine Krise zu reagieren; bei Verzweiflung; in Notfällen
Mountain Devil	bei Gefühlen wie Hass, Wut, Groll, Argwohn; fördert die Fähigkeiten, zu vergeben und bedingungslos lieben zu können
Silver Princess	bei Ziellosigkeit und Verzagtheit; aktiviert Motivation

Meditationsessenzen

Meisteressenzen

Pallas Athene	fördert Freude und Fülle; für Verbindung von logischem Denken und Intuition
Seraphis Bey	fördert die irdische Kraft; stärkt die Verbindung zum Körper und zur Körperkraft
Helion	fördert Ausstrahlung; hilft, sich nicht kleinzumachen

Erzengelessenzen

Raphael	Zusammenhang zwischen Krankheit, Bewusstsein und Seele erkennen

Chamuel	für Beschwingtheit und Schwingungserhöhung; unterstützt dabei, alten Ballast abzuwerfen
Uriel	aktiviert Schöpferkraft, Tatkraft, Entschlusskraft; schafft Struktur

Edelsteinessenzen

Rosenquarz	für Sanftmut, Schönheit, Zärtlichkeit; unterstützt das Sich-Annehmen
Bergkristall	Lichtbringer bei Trauer, Angst, Weltschmerz; fördert Klarheit; wirkt als Energieverstärker
Malachit	zum Auflösen von Ängsten; unterstützt beim Loslassen; hilft, Neues zu wagen und Vertrauen zu finden

Ergänzungsmineralstoffe

Nr. 14 Kalium bromatum	bei Überfunktion von Drüsen wie Schilddrüse; Beruhigungsmittel
Nr. 25 Aurum muraticum natronatum	unterstützt Zirbeldrüse, Leber, weibliche Geschlechtsorgane
Nr. 21 Zincum chloratum	für Nervensystem; bei Schmerzen, Nervosität

Jin Shin Jyutsu (Energieschlösser)

Thema: Verstellung; Selbsthilfe: kleinen Finger halten; Energieschlösser: 15, 18, 20, 23, 24

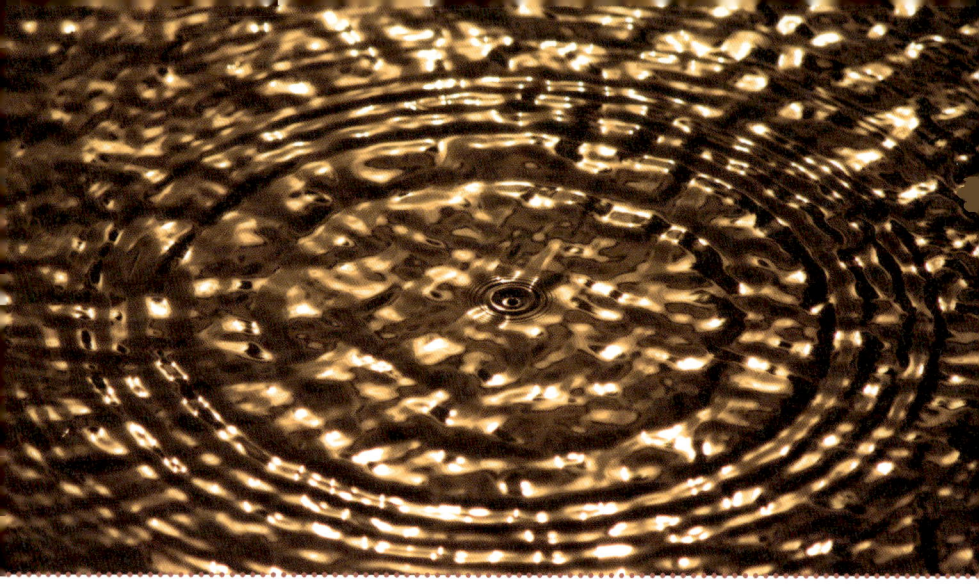

Natrium chloratum Nr. 8
... reinigend und erneuernd

Sanft und ruhig breiten sich die Wellen aus, wenn wir in die Quelle unseres Lebens, in der wir immerwährend erneuert werden, eintauchen.

Aus unserer göttlichen, unerschöpflichen Quelle des Seins werden wir mit allem, was wir für unsere tägliche Lebensreise benötigen, genährt.

    Aus einer Quelle der Reinheit und Liebe, die der Ursprung unseres Seins ist, die Quelle, die wir sind, begegnen wir uns und anderen. Sie verbindet uns mit allen und allem, weil alles aus derselben Quelle entspringt. In ihrem immerwährenden Fluss erhalten wir die Weisheit und die Kraft, unser Leben so zu gestalten, dass es eine segensreiche Lebensreise wird.

Erfrischend, reinigend, kühlend, nährend, sprudelnd oder ruhig fließend durchdringt diese Energie alle unsere Zellen und unseren Geist. Eine immerwährende Erneuerung unseres Seins in Liebe und Verbundenheit mit uns und allem entsteht. Vergleichbar einer Quelle, die aus einem Felsen sprudelt, eines sanft fließenden Flusses, eines reißenden Gebirgsbaches, eines stark wogenden Meeres, einer wärmenden Heilquelle oder eines in sich ruhenden Sees.

Wir können bewusst erleben, wie uns diese Energie reinigt, wärmt, erfrischt und heilt. Wir erleben unsere körperliche und energetische Erneuerung, werden frei, rein und energiegeladen. Und diese Erneuerung geschieht in jedem Augenblick unseres Seins. Dieser Wandel, die stetige Erneuerung und Reinigung lässt uns die unerschöpfliche Lebenskraft spüren, diese Energien, die sich in ihren Erscheinungsformen sehr unterscheiden können. Meistens sind es Gedanken, Ideen, Bilder, Eingebungen, die in Sekundenbruchteilen auftauchen, aber auch über einen längerfristigen Zeitraum sich immer wieder zeigen können. Diese wollen auch angenommen werden, weil das zu erfahren, was dahintersteckt, für unser Leben wichtig ist, wenngleich wir auch den Sinn nicht immer sofort erkennen können. Aber auch die Begegnungen mit anderen und der Austausch mit ihnen sind ein Ausdruck davon.

Natrium chloratum kann uns dabei unterstützen, dies alles wahr- und anzunehmen.

Erneuerung heißt auch Reinigung. Wenn wir uns diesen Vorgangs bewusst werden, werden wir sensibel für die Begegnung in Liebe und Wertschätzung mit uns selbst und mit anderen. Das ermöglicht uns, diese reine, göttliche, unerschöpfliche Quelle des Seins, die uns nährend durchfließt, mit anderen zu teilen. Es entsteht ein Geben und Nehmen, das frei von jeglicher Absicht ist, frei von jeglicher Manipulation, frei von jeglichem Haben- und Sein-Wollen, frei von allen Geheimnissen, frei von Vorurteilen.

Für unseren Verstand ist es eine unlösbare Aufgabe, dies zu verstehen und umzusetzen, denn zu zeigen, wie und wer wir wirklich sind, ist nicht sein Tätigkeitsbereich, aber es ist notwendig, um diese nährende Quelle in ihrer vollen Kraft der Liebe zu erleben.

Natrium chloratum ist uns dabei ein hilfreicher Begleiter, denn es hat die Qualität, uns von unseren Verunreinigungen – seelisch, geistig und körperlich – zu befreien. So unterstützt es unsere Erneuerung. Es stellt uns seine energetische Kraft zur Verfügung, damit sich unsere Sensibilität entwickeln kann, sodass wir mit uns selbst, unseren Mitmenschen, den Tieren und der Natur liebevoll umgehen können.

Natrium chloratum unterstützt:

❖ *unsere Erneuerung auf allen Ebenen*

❖ *die Bereitschaft, mit anderen zu teilen*

❖ *die Reinigung unseres geistigen Kanals*

❖ *unsere Begegnungen in Liebe und Wertschätzung*

❖ *das Geben und Nehmen frei von jeglicher Absicht*

❖ *sich von den Fesseln der Vergangenheit zu lösen*

❖ *die Bereitschaft, im Hier und Jetzt zu leben*

❖ *Veränderungen anzunehmen*

- *unsere Willensstärke*
- *sich abgrenzen zu können*
- *die Fähigkeit, Nein zu sagen*
- *zu erkennen, wenn man sich ausnutzen lässt*
- *zu erkennen, das ein klares Nein besser ist als ein unehrliches Ja*
- *im Beruf und im intensiven Umgang mit vielen Menschen*
- *beim Treffen von Entscheidungen*
- *das Erkennen der großen Zusammenhänge im Leben*
- *den Kontakt mit unserer inneren Stimme*
- *die Hingabe zur allumfassenden Liebe*

Es gibt unterschiedliche Arten der Erneuerung, man spürt sie mal mehr, mal weniger und manchmal gar nicht, und dennoch geschieht sie.

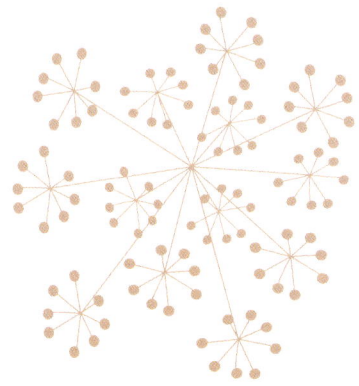

NR. 8 NATRIUM CHLORATUM D6 (Chlornatrium)

Gruppe: *Nervensalz, Knochensalz, Blutsalz, Drüsensalz*
Organe: *Nieren, Magen*
Weitere: *Knochen, Knorpelgewebe, Körperflüssigkeit*

❖ *wichtig für die Blutbildung (für Zellteilung)*

❖ *für Zähne und Knorpelgewebe (Gelenksknorpel)*

❖ *ein wichtiges Entgiftungsmittel (metallische Gifte)*

❖ *bei Verbrennungen (innerlich und äußerlich)*

❖ *bei Arthritis, Arthrose*

❖ *für Schutzorgane, bei trockener Haut*

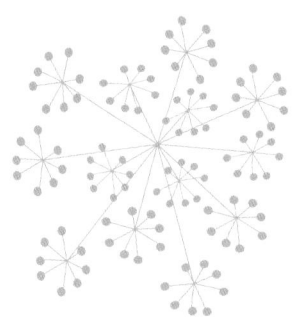

Energetische Querverbindungen zu Natrium chloratum

Nr. 8 Natrium chloratum	Demut und Dankbarkeit
Verwandte Themen: Flexibilität, Verschlossenheit, Hingabe, Liebe, Energieniveau, Selbstbewusstsein, Orientierungslosigkeit	

Blütenessenzen

Bachblüten

Honeysuckle	unterstützt Fähigkeit, im Hier und Jetzt zu leben; hilft, Gegenwart anzunehmen
Centaury	hilft, Nein zu sagen; unterstützt innere Ehrlichkeit
Willow	aktiviert schöpferische Gedankenkraft; hilft, Eigenverantwortung zu übernehmen

Kalifornische Blütenessenzen

Quaking Grass	fördert Gruppenharmonie und Flexibilität in der Arbeit mit anderen
Forget-me-not	fördert die Verbundenheit mit den Wesen der geistigen Welt
Filaree	für Weitblick, um die großen Zusammenhänge des Lebens zu sehen

Australische Buschessenzen

Freshwater Mangrove	bei verschlossenem Herzen aufgrund von Vorurteilen; bei Weigerung, Neues auszuprobieren
Kangaroo Paw	bei Albernheit, Ungeschicklichkeit, mangelnder Sensibilität, Egozentrismus
Angelsword	bei spiritueller Verwirrung, spiritueller Besessenheit und Naivität

Meditationsessenzen

Meisteressenzen

Kwan Yin	fördert Hingabe und die Fähigkeit, mit dem Fluss des Lebens zu gehen
Maha Chohan	für innere Weisheit; unterstützt Kontakt mit der inneren Stimme
Lao Tse	hilft zu akzeptieren; um innere Ruhe zu entwickeln (Es ist, wie es ist.)

Erzengelessenzen

Metatron	für Entfaltung allumfassender Liebe und vollkommenen Bewusstseins
Michael	fördert Willenskraft, Struktur, Mut zum Handeln und zur Wahrheit; für Schutz
Uriel	aktiviert Schöpferkraft, Tatkraft, Entschlusskraft; schafft Struktur

Edelsteinessenzen

Citrin	fördert Selbstbewusstsein, Selbstwertgefühl; bei Orientierungslosigkeit
Aquamarin	hilft, Wandlung zu akzeptieren und Veränderung als Chance zu sehen; für Inspiration; bei Prüfungen
Amethyst	bietet Hilfe bei Süchten; stärkt Willenskraft; vom Stillstand zur Bewegung

Ergänzungsmineralstoffe

Nr. 18 Calcium sulfuratum	für Ausleitung und Entgiftung von Schwermetallen
Nr. 20 Kalium aluminium sulfuricum	für Nervensystem; bei Gedächtnis- und Konzentrationsstörungen,
Nr. 22 Calcium carbonicum	für Lymphsystem; bei Schwellungen und Katarrh

Jin Shin Jyutsu (Energieschlösser)

Thema: Trauer; Selbsthilfe: Ringfinger halten;
Energieschlösser: 2, 4, 7, 14, 17

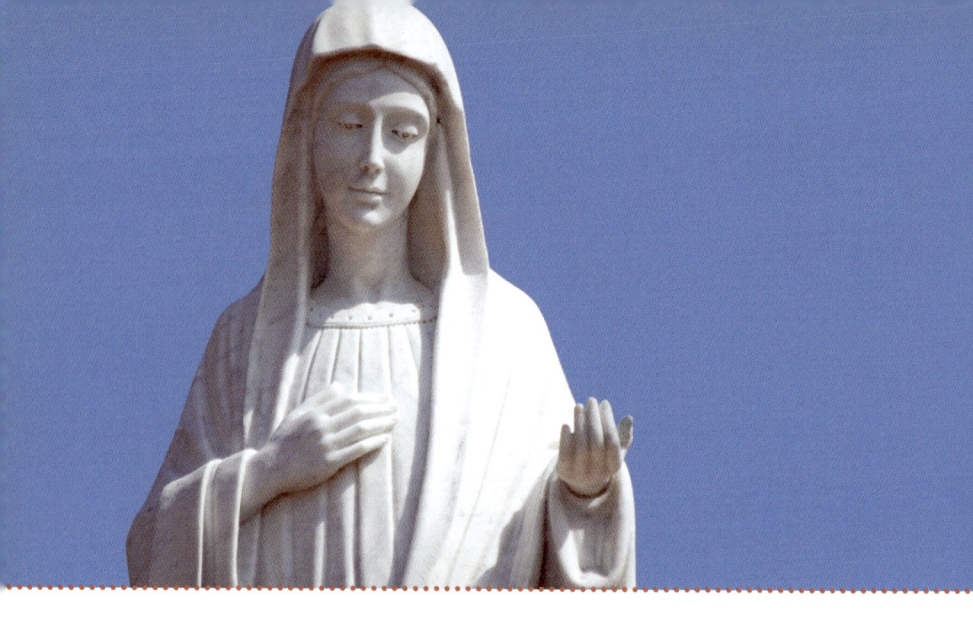

Natrium phosphoricum Nr. 9

… sich annehmen, zu sich stehen

Eine Begegnung mit dir ist eine Begegnung mit mir und allem. Wie immer ich auch mir begegne, so begegne ich dir und allem.

Sich selbst zu begegnen, sich auszuhalten, sich zu lieben, zu all dem zu stehen, was wir in unserem Sein hervorbringen, hinterlässt bei vielen Menschen sichtbare Spuren der Wut, des Hasses, des Kampfes, der Verzweiflung, der Mutlosigkeit. Dies überdeckt die Schönheit und Sanftmut unseres wahren Wesens, überdeckt, wer wir wirklich sind.

Das ewige Sich-selbst-Verleugnen, das Nicht-wahrhaben-Wollen, das Streben danach, jemand sein zu wollen, verwandeln unsere »Süße« ins »Saure«. Der ständige Vergleich mit anderen oder anderem, die Unfähigkeit, mit unseren Emotionen umzugehen, mit Hass, Neid, Habsucht, um nur einiges zu nennen, dies alles führt uns in ein Leben voller Unzufriedenheit und bietet für alle Krankheiten einen wunderbaren Nährboden. Einen Nährboden dessen Energie von Hass und Unzufriedenheit herrührt. Nichts, was selbst geschaffen oder erlebt wurde, erntet ein gutes Wort, Anerkennung oder sogar Lob. Nichts, was andere erschaffen, wird anerkannt und gewürdigt, nein, im Gegenteil, alles wird schlechtgemacht und entehrt. Und immer wieder hört man etwas in der Art wie: »Das war nicht schlecht, aber ...«, »Das und das hätte so sein sollen«, oder »Das hätte ich anders gemacht«. Immer dient alles nur dem eigenen Vorteil, damit das eigene Ego besser dasteht.

Wen wundert es da, wenn die Menschen durch ihre geistige Lebensweise körperlich übersäuert sind, wenn man schon von Weitem ihren sauren Schweiß riechen kann. Um dieses zerstörerische Milieu aufrechtzuerhalten, wird zusätzlich auch noch die Ernährung darauf ausgerichtet.

Es gibt nur einen Weg, um diese Energien in eine wirklich fruchtbare, liebevolle, nährende Energie zu transformieren: uns anzunehmen, wie wir sind, mit allem, was uns auf dieser Lebensreise mitgegeben wurde, in Dankbarkeit und Liebe.

Das lässt uns erstrahlen, und das, was unser Ego glaubt, was anders sein müsste, wird nicht mehr wahrgenommen, es hat keine Kraft mehr.

Es wird uns erfreuen, an den schönen Ereignissen anderer teilzuhaben, wir werden uns an uns selbst erfreuen und staunend entdecken, was wir so alles ans Licht bringen. Habgier wird sich in den Wunsch zu teilen verwandeln, und andere zu unterstützen, wird zur Freude. Es bedarf keines zerstörerischen Druckes mehr, um etwas zu erreichen. Ungeduld weicht dem Vertrauen,

Jähzorn der Sanftmut, aus Argwohn werden Offenheit und Ehrlichkeit, aus Hass wird Liebe.

Und wenn wir noch Impulse benötigen, um diese Transformationen zu unterstützen, dann ist Natrium phosphoricum eine wertvolle Hilfe. Es ist ein wichtiger Katalysator für saure Milieus. So wird die »Süße des Lebens« durch uns selbst sichtbar und braucht nicht mehr durch Süßigkeiten verstärkt zu werden, die uns ja leider wiederum zu einem sauren Milieu führen würden.

Natrium phosphoricum unterstützt:

❖ *das Zulassen von Sanftmut und »Schwäche«*

❖ *den Mut, Situationen zu verändern*

❖ *die Transformation des Glaubens, alles hinnehmen zu müssen*

❖ *sich von dem Glaubenssatz zu lösen, Leid ertragen zu müssen*

❖ *Zivilcourage, für sich und andere einzustehen*

❖ *sich davon zu lösen, sich immer wieder selbst zu kritisieren*

❖ *sich selbst zu loben und anzuerkennen*

❖ *Akzeptanz anderer Meinungen*

❖ *natürliche Autorität zu leben*

❖ *Behutsamkeit statt Jähzorn*

❖ *Sanftmut statt Schläge*

❖ *die Loslösung von dem Glaubenssatz, dass alles immer schlecht sei*

❖ *die Umwandlung des immerwährenden Jammerns*

❖ *das Annehmen und Erkennen der »Süße des Lebens«*

❖ *damit aufzuhören, mit dem Finger auf andere zu zeigen*

❖ *die Überwindung von Hoffnungslosigkeit*

❖ *das Erkennen der Einheit, sich geliebt und genährt zu fühlen*

❖ *die Sexualität zu leben*

Sich hinzugeben, den Gefühlen in Sanftmut und Liebe zu erlauben, sich zu zeigen, lässt uns in ungeahnte Dimensionen unseres Seins eintauchen.

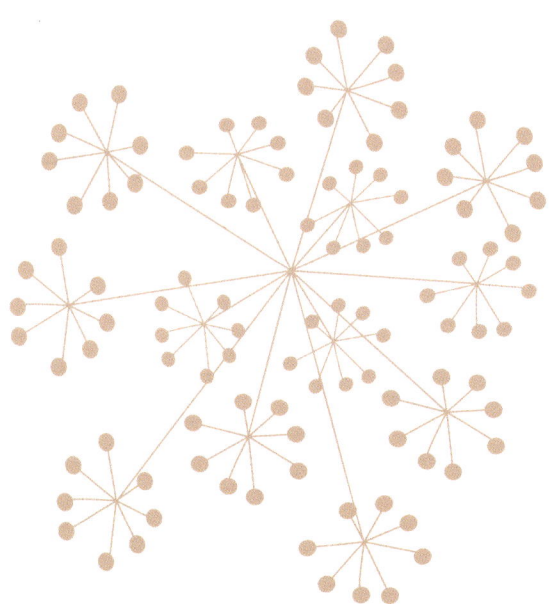

NR. 9 NATRIUM PHOSPHORICUM D6
(phosphorsaures Natrium)

Gruppe: *Nervensalz, Blutsalz, Drüsensalz*
Organe: *Magen, Nieren*
Weitere: *Blutkörperchen, Muskel-, Nerven- und Gehirnzellen, Zellflüssigkeit*

❖ *hilft gegen Übersäuerung*

❖ *Blut erhaltend*

❖ *beseitigt Ursache von Eiterungen, Ablagerungen*

❖ *erhält den Bestand an Nervenzellen*

❖ *unterstützt Fettstoffwechsel (Lymphe)*

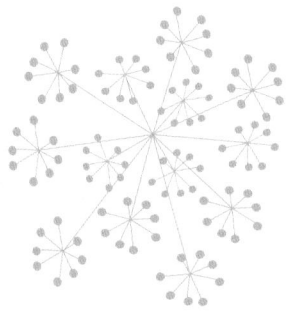

Energetische Querverbindungen zu Natrium phosphoricum

Nr. 9 Natrium phosphoricum	sich annehmen, zu sich stehen

Verwandte Themen:
Lebenssinn, wechselhafte Stimmung, Resignation, Handeln, Liebe, Beschwingtheit

Blütenessenzen

Bachblüten

Wild Oat	hilft, Lebenssinn zu erkennen; unterstützt die Fähigkeit, anderen zu helfen
Gorse	gibt Hoffnung; zur Überwindung der Verzweiflung; bei Leid und Schmerz
Holly	hilft, Liebe ausdrücken; bei Ärger, Hass und Eifersucht

Kalifornische Blütenessenzen

Chamomile	für mehr Gelassenheit; bei wechselhaften Stimmungen und Hyperaktivität
Rosemary	für mehr Präsenz; hilft, kraftvoll inkarniert zu sein; stärkt Seele, Geist und Körper

California Pitcher Plant	Erhöhung; bei Anämien, zur Umwandlung triebmäßiger Kräfte ins wahrhaft Menschliche

Australische Buschessenzen

Kapok Bush	bei Resignation, Apathie; fördert Beharrlichkeit, Umsetzungswillen, Dinge einfach mal auszuprobieren
Sturt Desert Rose	bei emotionalem Schmerz, tiefen Verletzungen, Traurigkeit
Boab	hilft bei Auflösung von Familienmustern, bei negativen Wiederholungen

Meditationsessenzen

Meisteressenzen

Maria	fördert das Erkennen der Einheit; sich geliebt und genährt fühlen
Saint Germain	sich befreien; eigene Verhaltensmuster und Vorstellungen durchschauen
Kamakura	unterstützt aktives Handeln, Ideen in die Tat umzusetzen, Visionen zu realisieren

Erzengelessenzen

Chamuel	für Beschwingtheit und Schwingungserhöhung; hilft, alten Ballast abzuwerfen

Uriel	aktiviert Schöpferkraft, Tatkraft, Entschlusskraft; schafft Struktur
Michael	fördert Willenskraft, Struktur, Mut zum Handeln und zur Wahrheit; für Schutz

Edelsteinessenzen

Malachit	zum Auflösen von Ängsten; unterstützt beim Loslassen; hilft, Neues zu wagen und Vertrauen zu finden
Citrin	fördert Selbstbewusstsein, Selbstwertgefühl; bei Orientierungslosigkeit
Amethyst	bietet Hilfe bei Süchten; stärkt Willenskraft; vom Stillstand zur Bewegung

Ergänzungsmineralstoffe

Nr. 24 Arsenum jodatum	bei Lungenerkrankungen; für Haut
Nr. 20 Kalium aluminium sulfuricum	bei Verstopfungs- und Blähkoliken
Nr. 22 Calcium carbonicum	für Lymphsystem; bei Schwellungen, Katarrh, Übersäuerung

Jin Shin Jyutsu (Energieschlösser)

Thema: Wut; Selbsthilfe: Mittelfinger halten;
Energieschlösser: 3, 6, 12, 13, 25

Nicht getrennt

Nicht getrennt von mir,
nicht getrennt von dir,
nicht alleine hier.

Nicht getrennt von dieser Welt,
die uns oft gefangen hält.
Nicht getrennt von der Natur,
die uns zeigt eine Lebensspur.

Nicht getrennt vom Mondenschein,
nicht getrennt tauchst du in andre Sphären ein.

Nicht getrennt von den Gedanken,
nicht getrennt von unseren Ahnen,
nicht getrennt kannst du erahnen.

Nicht getrennt von all dem Schmerz,
nicht getrennt von all dem Leid,
nicht getrennt, es ist ja auch dein Kleid.

Nicht getrennt von Wahrheit,
nicht getrennt von Klarheit.
Nicht getrennt von deinem Geist,
nicht getrennt, denn du weißt.

Nicht getrennt von all der Schönheit hier,
nicht getrennt, du begegnest ihr.

Nicht getrennt von anderen Ländern,
nicht getrennt von anderen Völkern.
Nicht getrennt von anderen Sprachen,
nicht getrennt …

Nicht getrennt von dir,
nicht getrennt von mir,
Nicht getrennt, denn du und ich,
wir sind alle hier.

16. Januar 2010, 4:50 Uhr

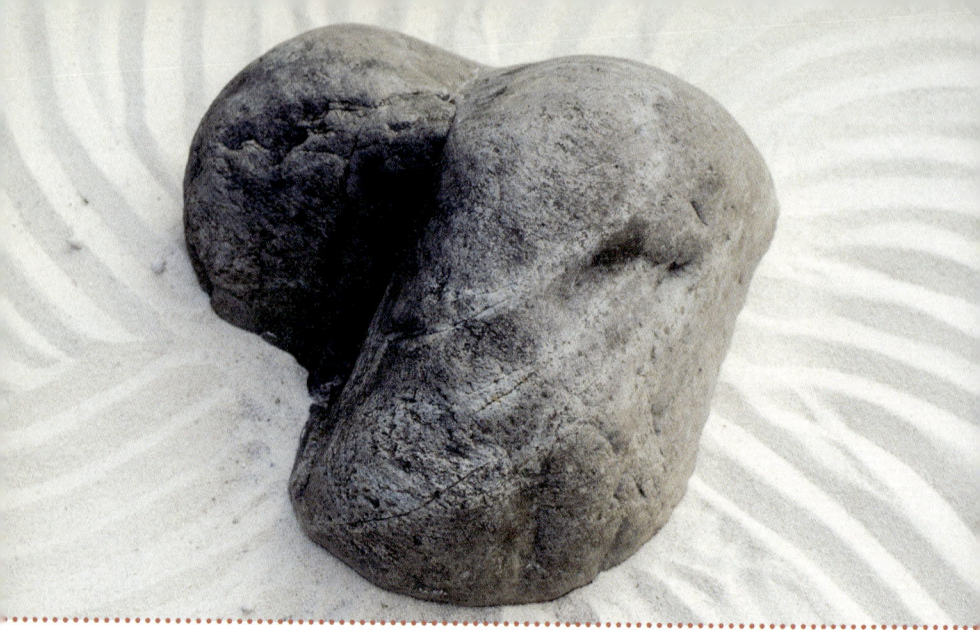

Natrium sulfuricum Nr. 10
... alle Anhaftungen loslassen

Losgelöst von allen Anhaftungen des Sichtbaren und Unsichtbaren können wir uns selbst, anderen und allem in Liebe und Frieden begegnen.

Das Loslassen von allen Anhaftungen führt uns in das Hier und Jetzt unseres Seins.

Der Begriff »Anhaftung« begegnet uns immer wieder und zwar in Verbindung mit dem, was wir nicht mehr an uns bzw. bei uns haben wollen. Wir denken da an Situationen, die uns verletzt haben, wo der Frieden in unseren zwischenmenschlichen Beziehungen verloren gegangen ist, wo etwas nicht so geschehen ist, wie wir es wollten. In diesen Situationen fühlten wir uns betrogen und belogen, waren emotional im Ungleichgewicht.

Wir versuchen vieles, um mit diesen Ereignissen nicht mehr konfrontiert, an sie nicht mehr erinnert zu werden. Wir beenden Beziehungen, brechen Kontakte ab, vermeiden bestimmte Plätze; alles, was uns daran erinnern könnte, wird gemieden. Wir sprechen nicht mehr darüber, behandeln es wie ein Geheimnis, gehen aus der Verbindung zu allem, was unserem Geheimnis nahekommen könnte – alles mit dem Ziel, endlich Frieden zu erlangen.

Der Glaube, so Frieden erlangen zu können, ist ein große Irrtum. Ich kann das, was ich erlebt habe, nicht auslöschen, denn es gehört zu mir, es ist ein Teil von mir, bleibt in meinen Gedanken.

Wenn ich mir aber dessen bewusst werde und es als Teil von mir, von meiner Lebensgeschichte annehme, wird Frieden einkehren. Wann immer ich dann daran denke, wird Frieden in mir sein.

Anhaftungen haben auch noch einen anderen Aspekt, der all die Dinge betrifft, die wir unbedingt haben wollen, weil wir sie als so schön und angenehm empfinden.

Auch diese Anhaftungen halten uns vom Leben im Hier und Jetzt ab. Sie verhindern das Genießen des Augenblickes, den wir gerade erleben, und bringen uns in die Vergangenheit, mit der wir unser Jetzt vergleichen. Kein Augenblick ist vergleichbar mit einem anderen, nur in diesem Augenblick ist er erlebbar, er ist, wie er ist und nichts anderes.

Überall dort, wo wir meinen, etwas festhalten zu müssen, werden wir merken, dass dies nicht möglich ist. Wir vergeuden Energie, weil uns dieses Festhalten an Anhaftungen nicht zur Ruhe kommen lässt. Es wird zu einer endlosen Suche nach Glück und Frieden, die wir nur beenden können, wenn wir die Ereignisse im Hier und Jetzt in Liebe annehmen.

Unterstützung dabei finden wir in Natrium sulfuricum, dessen energetische, seelische, geistige Struktur tief greifend reinigt, entschlackt und in diesem Prozess kräftigend wirkt.

Natrium sulfuricum unterstützt:

❖ *das Loslassen von Dingen, die unser Wachstum behindern*

❖ *das Aufgeben von Prinzipien, Dogmen und Vorschriften, die uns und andere einschränken*

❖ *die Befreiung von der Ausrichtung auf Vergangenheit und Zukunft*

❖ *die Abwendung von der Gier nach Besitztum*

❖ *das Loslassen auch von Dingen, die uns wichtig sind*

❖ *Ereignisse ohne Wertungen anzunehmen*

❖ *Ideen und Inspirationen Raum zu geben*

❖ *das Lösen von alten, nicht stimmigen Beziehungen*

❖ *das Ausmisten von nicht mehr benutzten materiellen Dingen*

❖ *unseren geistigen und körperlicher Stoffwechsel*

❖ *bei der Entsorgung unserer Schlacken/Ablagerungen*

❖ *die Umwandlung von Vorurteilen*

❖ *sich von unnötigen Gedanken zu befreien*

- *die Schwingungserhöhung durch das Abwerfen von altem Ballast*
- *die Entfaltung allumfassender Liebe und vollkommenen Bewusstseins*
- *die eigene Kraft anzunehmen*

In der Vergangenheit zu leben bremst und blockiert unseren Lebensfluss. Im Jetzt zu sein bringt Begeisterung, Vitalität und Freude am Leben.

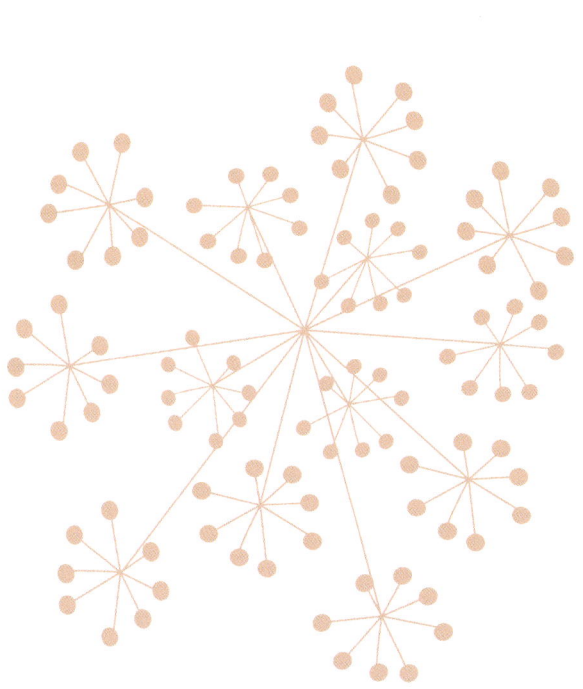

NR. 10 NATRIUM SULFURICUM D6
(schwefelsaures Natrium)

Gruppe: *Blutsalz*
Organe: *Leber, Galle, Bauchspeicheldrüse, Blase, Darm*
Weitere: *Körpersäfte*

❖   *für die Entschlackung*

❖   *mitverantwortlich für die Regelung des Zuckerhaushaltes*

❖   *zur Anregung des Stoffwechsels*

❖   *Hauptmittel bei Erfrierungen*

❖   *bei Inkontinenz*

❖   *zum Abbau von Alkohol*

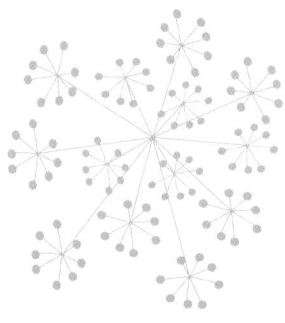

Energetische Querverbindungen zu Natrium sulfuricum

Nr. 10 Natrium sulfuricum	alle Anhaftungen loslassen
Verwandte Themen: Frieden, Begeisterung, Kampf, Wahrheit, Liebe, Gedanken, Festhalten, Selbstsicherheit	

Blütenessenzen

Bachblüten

Red Chestnut	unterstützt inneren Frieden, das Übergeordnete wahrzunehmen
White Chestnut	für einen klaren Geist; zur Befreiung von unnötigen Gedanken

Kalifornische Blütenessenzen

California Wild Rose	für Begeisterung, Vitalität, Lebensfreude, Liebe zur Erde
Yarrow Special Formula	Schutz vor schädlichen Umwelteinflüssen
Sweet Pea	aktiviert Verantwortungsbewusstsein; bei Angst vor sozialer Bindung; für Wanderer

Australische Buschessenzen

Sunshine Wattle	hilft, nicht mehr an der Vergangenheit festzuhalten; hilft bei Erwartung einer grauen Zukunft und von Kampf; verleiht Optimismus
Flannel Flower	fördert Zartheit, Weichheit, Sensibilität; bei Abneigung gegen Berührungen
Slender Rice Flower	bei Vorurteilen, Rassismus, Engstirnigkeit; fördert Demut, Zusammenarbeit

Meditationsessenzen

Meisteressenzen

Hilarion	hilft, die universelle Wahrheit, den eigenen Weg und den eigenen Platz zu erkennen
Djwal Khul	die eigene Kraft annehmen; zentriert sein in der eigenen Stärke
Lao Tse	hilft zu akzeptieren; um innere Ruhe zu entwickeln (Es ist, wie es ist.)

Erzengelessenzen

Metatron	für Entfaltung allumfassender Liebe und vollkommenen Bewusstseins
Chamuel	für Beschwingtheit und Schwingungserhöhung; unterstützt dabei, alten Ballast abzuwerfen

Gabriel	stärkt Freude und Hoffnung, lässt Erwartungen, Wünsche und Sehnsüchte erkennen

Edelsteinessenzen

Malachit	zum Auflösen von Ängsten; unterstützt beim Loslassen; hilft, Neues zu wagen und Vertrauen zu finden
Aquamarin	hilft, Wandlung zu akzeptieren und Veränderung als Chance zu sehen; für Inspiration; bei Prüfungen
Mondstein	unterstützt Weg nach innen; fördert Intuition; unterstützt Frauen bei Geburt, Frauenbeschwerden und in Wechseljahren

Ergänzungsmineralstoffe

Nr. 18 Calcium sulfuratum	für Säure-Basen-Haushalt; zur Ausleitung und Entgiftung
Nr. 21 Zincum chloratum	bei Säurebeschwerden; für Bauchspeicheldrüse; unterstützt Stoffwechsel
Nr. 13 Kalium arsenicosum	für Stoffwechsel; bei Abmagerung, Schwächezuständen

Jin Shin Jyutsu (Energieschlösser)

Thema: Sorge; Selbsthilfe: Daumen halten;
Energieschlösser: 1, 9, 16, 19, 21

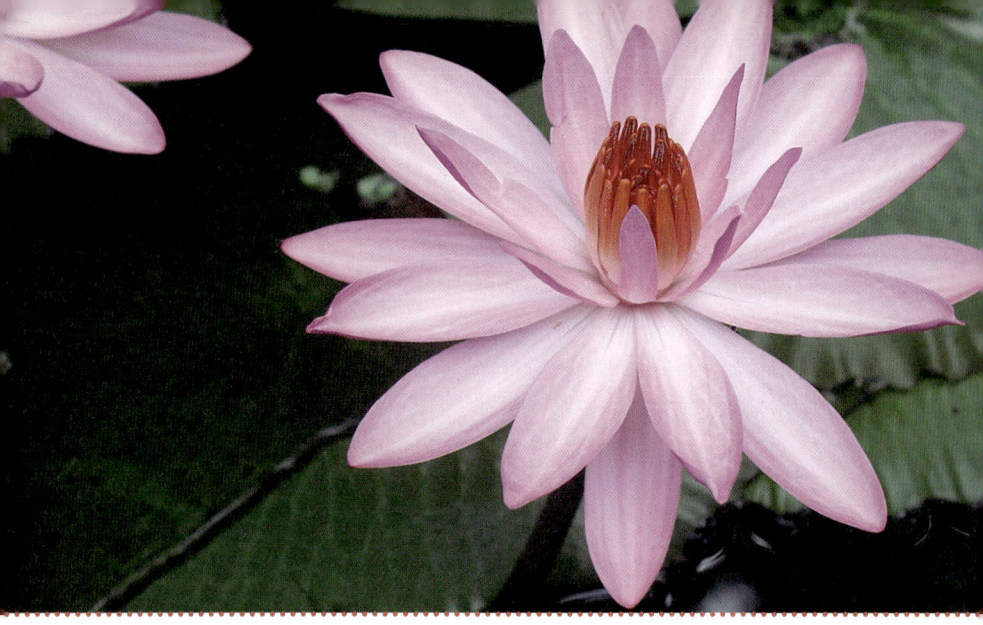

Silicea Nr. 11
… Klarheit und Schönheit

Die Klarheit, die uns befähigt, die Dinge so zu sehen, wie sind, sie so anzunehmen, wie sie sind, lässt unsere Schönheit immerwährend erstrahlen.

Die vielen Eindrücke während unserer Lebensreise nehmen wir bewusst oder unbewusst wahr. Wir erleben auf dieser Reise Gefühle, die uns prägen und die wir in unserem Energiefeld ablegen und speichern. So entsteht eine Menge aufeinanderliegender Schichten bzw. Filter, die unser Wesen, unsere Sichtweise und unsere Wahrheit über das Leben immer wieder neu entstehen lassen. Viele dieser Schichten bzw. Filter haben wir bewusst gewählt, aber viele haben wir auch aufgenommen, ohne sie zu hinterfragen, ohne zu hinterfragen, was sie letztendlich bewirken.

Durch diese Schichten bzw. Filter sehend erleben wir unsere gemeinsam erschaffene Welt, wo sich all unsere Wahrheiten widerspiegeln. Aufgrund dieser Vielfalt an unterschiedlichen Wahrheiten ist es oft nicht ganz einfach, die Reinheit, Klarheit und Schönheit des eigenen Seins zu erkennen. Zu oft suchen wir diese Eigenschaften im Außen. Die äußerlichen Dingen des Lebens jedoch kommen und gehen, sind nicht beständig, und daher hört auch unsere Suche nie auf. Das führt bei vielen von uns zu einer Unruhe, die oft in Überreizbarkeit, Unlust, Niedergeschlagenheit u. v. m. zum Ausdruck kommt.

Zu zeigen wer wir wirklich sind, wäre eine Lösung in dieser Situation, aber das lässt unser Ego nicht zu. Denn dabei würden auch Dinge sichtbar werden, die wir nicht sehen wollen. Und so bleibt unsere Sicht weiterhin getrübt, was sich auch in Kurz- und Weitsichtigkeit ausdrücken kann.

Eine wunderbare Unterstützung für die Klarheit, Reinheit und Schönheit unseres Seins erhalten wir durch das Schüßler-Salz Silicea, dessen Ursprungsform der Bergkristall ist. In seiner klaren Schönheit lässt er uns in sein Innerstes sehen, nichts soll verborgen sein.

Durch die Vereinigung von Klarheit, strahlender Schönheit und einer einzigartigen Struktur mit scharfen Kanten entsteht diese wunderbare Komposition des Bergkristalles. Kein Bergkristall ist wie der andere, und trotzdem tragen alle dieselben Elemente in sich, genau wie wir Menschen.

Silicea unterstützt uns mit seiner Energieform, Schichten bzw. Filter abzubauen, damit sich die Klarheit entwickeln kann, die uns unsere innere Schönheit, die Komposition des Einzigartigen, erkennen lässt. Durch die Klarheit können wir auch unsere Stärken und Schwächen annehmen, verantwortungsvoll zu einem Ja oder Nein stehen und diese von anderen als Geschenk betrachten. Denn beide sind letztendlich ein Ja: ein Ja zu einem Leben, das aus der Ursprünglichkeit, der Reinheit und der Schönheit des Seins entspringt.

Silicea unterstützt:

❖ *reinigend, damit wir die Dinge des Lebens wieder klar erkennen können*

❖ *die Angst vor klaren Entscheidungen abzulegen*

❖ *das Auflösen von Geheimnissen*

❖ *Weit- und Umsichtigkeit zu entwickeln*

❖ *klare Grenzen zu ziehen und sich dabei nicht zu verschließen*

❖ *für andere da zu sein und sich dabei nicht zu vergessen*

❖ *das Licht des Lebens auch annehmen zu können*

❖ *die Schönheit aus unserem Inneren erstrahlen zu lassen*

❖ *bei der Reinigung unserer Energiebahnen*

❖ *Schichten bzw. Filter und Prägungen abzubauen*

❖ *das Auflösen von Unlust, Überreizbarkeit, Niedergeschlagenheit*

❖ *das Bewahren der Reinheit und Schönheit unseres Geistes*

❖ *die Einzigartigkeit unserer Komposition*

❖ *die Annahme des inneren Kindes*

- ❖ *die eigene Größe unseres Wesens zu erkennen*

- ❖ *sich anpassen zu können und trotzdem man selbst zu bleiben*

- ❖ *sich der Herzenswärme nicht zu verschließen*

Die Schönheit in ihrer Klarheit und Reinheit ist allgegenwärtig, es liegt nur an uns, ob wir sie erkennen wollen.

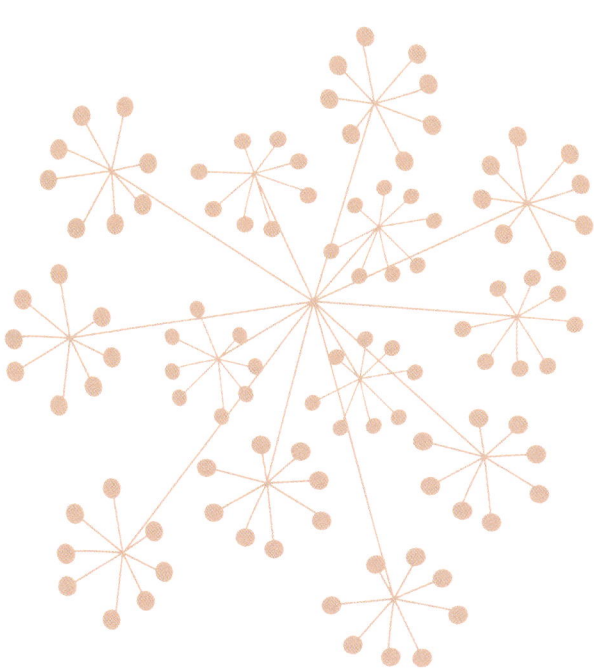

NR. 11 SILICEA D12 (Kieselerde)

Gruppe: *Nervensalz, Knochensalz, Salz in den Bändern, Salz in den Schutzorganen, Salz der Blutgefäße*
Organe: *in allen ausreichend vorhanden*
Weitere: *Bindegewebe, Schleimhäute, Nerven, Haut, Haare*

❖ *ein wichtiges Nervenmittel (Leitfähigkeit)*

❖ *hilft bei Schlafstörungen*

❖ *wichtig für Bindegewebe, Haut, Haare, Zähne und Blutgefäße*

❖ *bei Ablagerungen, Blutergüssen, Eiterungen*

❖ *stärkt Sehkraft*

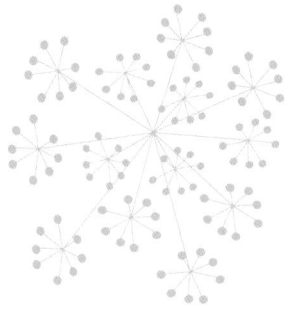

Energetische Querverbindungen zu Silicea

Nr. 11 Silicea	Klarheit und Schönheit
Verwandte Themen: Frieden, Verpflichtungen, Wahrheit, Schutz, Gefühle, Angst, Kommunikation	

Blütenessenzen

Bachblüten

Star of Bethlehem	für inneren Frieden; bei Schock oder Trauma im seelischen, physischen Bereich
Wild Oat	hilft, Lebenssinn zu erkennen; unterstützt die Fähigkeit, anderen zu helfen
Walnut	hilft, Freiheit zu erlangen; dient als Schutz bei Umwandlungsphasen; hilft, Lebensbestimmung zu erkennen

Kalifornische Blütenessenzen

Sage	unterstützt, Lebenssinn zu erkennen; hilft, wenn Leben als unverdient betrachtet wird
Angelica	hilft, sich beschützt und geführt zu fühlen; unterstützt bei Schwellenerfahrung wie Geburt und Tod

Scarlet Monkeyflower	unterstützt Selbstannahme; hilft, Gefühle wie Hass anzunehmen und zu verarbeiten

Australische Buschessenzen

Wedding Bush	hilft, wenn es schwerfällt, Verpflichtungen einzugehen
Boab	hilft bei Auflösung von Familienmustern, bei negativen Wiederholungen
Little Flannel Flower	für mehr Leichtigkeit; unterstützt die Annahme des inneren Kindes, Freude

Meditationsessenzen

Meisteressenzen

Christus	unterstützt dabei, die eigene Wahrheit zu erkennen und bedingungslose Liebe zu erfahren
Orion	hilft, Visionen klar zu erkennen (Wo stehe ich? Wo will ich hin?)
Aeolus	hilft, den Schöpfer in sich und Zusammenhänge zu erkennen

Erzengelessenzen

Michael	fördert Willenskraft, Struktur, Mut zum Handeln und zur Wahrheit; für Schutz
Gabriel	stärkt Freude und Hoffnung, lässt Erwartungen, Wünsche und Sehnsüchte erkennen

Haniel	um die eigene Größe zu erkennen und zu leben; für Bewusstheit im Alltag

Edelsteinessenzen

Bergkristall	Lichtbringer bei Trauer, Angst, Weltschmerz; fördert Klarheit; wirkt als Energieverstärker
Rosenquarz	für Sanftmut, Schönheit, Zärtlichkeit; unterstützt das Sich-Annehmen
Citrin	für Selbstbewusstsein und Selbstwertgefühl; bei Orientierungslosigkeit

Ergänzungsmineralstoffe

Nr. 22 Calcium carbonicum	bei schweren Erschöpfungszuständen; zur Behandlung von Kindern
Nr. 20 Kalium aluminium sulfuricum	für das Nervensystem; hilft bei Gedächtnis- und Konzentrationsstörungen,
Nr. 23 Natrium bicarbonicum	für die Haut zur innerlichen und äußerlichen Anwendung

Jin Shin Jyutsu (Energieschlösser)

Thema: Verstellung; Selbsthilfe: kleinen Finger halten; Energieschlösser: 15, 18, 20, 23, 24

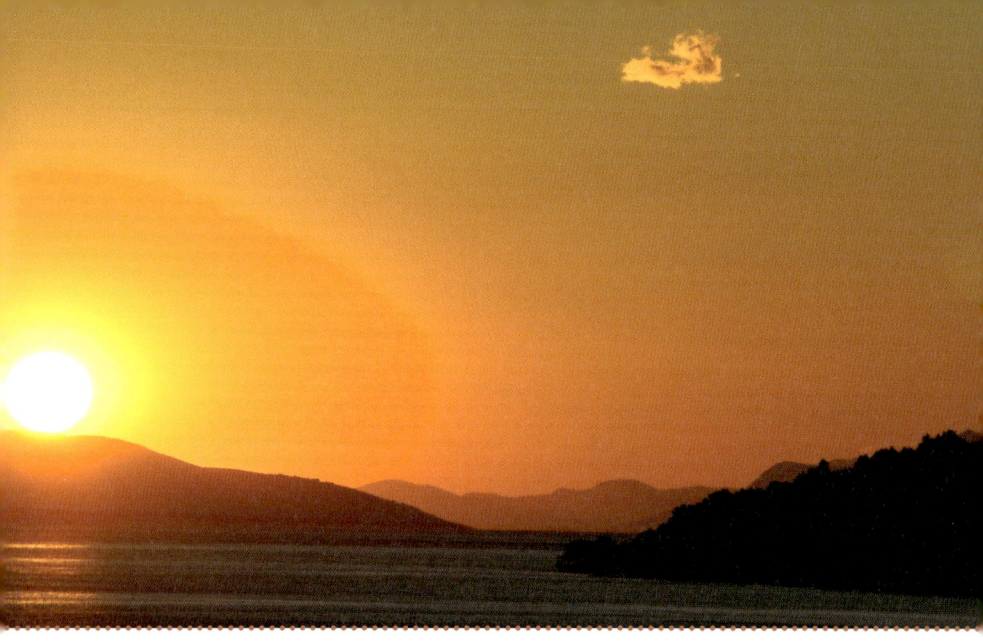

Calcium sulfuricum Nr. 12
... die Hingabe zum Sein

Das Sein entspringt nicht einer Vorstellung, es ist, weil wir sind, genährt durch die liebevolle Hingabe an das Leben.

Eine der größten Herausforderung in unserem Leben ist das Annehmen von allem, was wir erleben. Dieses Annehmen aller Ereignisse bringt uns in große Schwierigkeiten, denn wir haben gelernt, alles zu bewerten, es in gut oder schlecht einzuteilen und dementsprechend abzuspeichern. Wir lernen, nicht zu hinterfragen »Ist das auch wirklich so?«, sondern übernehmen Gesagtes, Geschriebenes und Gelerntes als Grundlage für unsere Lebensreise. Wir beginnen, alles, was wir auf unserer Lebensreise erleben, zu archivieren, abzulegen in die geistigen Ordner »gut« oder »schlecht«. Darunter legen wir noch weitere Ordner mit Bezeichnungen wie »schlecht«, »nicht so schlecht«, »ganz schlecht« oder »gut«, »nicht so gut«, »ganz gut« an, und das geht so weiter.

Alles zu bewerten und einzuteilen wird zu einem Automatismus. Ein Art Kontrollorgan entsteht, das uns permanent alles daraufhin überprüfen lässt, welchem Ordner wir etwas zuweisen können. Ein Archiv bildet sich, das in seiner Größe nicht mehr überschaubar ist.

So kommt es zu Verwechslungen, zu Fehlinterpretationen, Überschneidungen. Dadurch entstehen Unklarheit, Frustration, Angst, Hilflosigkeit, Mutlosigkeit, depressive Stimmung und Verwirrung. Plötzlich haben wir Angst, Entscheidungen zu treffen, fühlen Widerstand, etwas zu tun. Doch je mehr sich unser »Controller« in unserem Energiefeld ausbreitet, desto mehr werden wir verunsichert, weil wir ja alles richtig machen wollen. Aus diesem Energiefeld entstehen alle unsere seelischen und körperlichen Blockaden (Krankheiten). Wir suchen nach den Ursachen für diese Blockaden, haben aber den Ausgangspunkt vergessen: die Bewertung alles Erlebten in unserem Leben.

Wenn wir uns den Ausgangspunkt wieder in Erinnerung rufen, erkennen, dass dort die Ursache liegt, dann haben wir schon einen großen Schritt getan, um unser Energiefeld zu befreien.

Es wird uns immer leichter fallen, Bewertungen aufzugeben, wenn wir uns immer wieder an den Ausgangspunkt erinnern. Denn wir haben ihn erschaffen, und so können wir ihn auch verändern. Wir können, statt ihn als Entscheidungsgrundlage heranzuziehen, unserer Intuition (unserem Herzen, unserem Bauchgefühl) folgen. So wird es uns auch nicht schwerfallen, all unsere Fähigkeiten zur richtigen Zeit, am richten Ort zu leben, für ein segensreiches Sein. Dabei erhalten wir von Calcium sulfuricum energetische Unterstützung.

Calcium sulfuricum unterstützt:

❖ *die schöpferischen Kräfte zu leben*

❖ *zum richtigen Zeitpunkt und am richtigen Ort die schöpferischen Kräfte auszudrücken*

❖ *das Sich-Zeigen unserer Herzenswärme*

❖ *die Stärkung der Chakren in Verbindung mit der Sakralkraft*

❖ *die schöpferischen Kräfte in aufbauende Bahnen zu lenken*

❖ *den liebevollen, behutsamen Umgang mit unseren energetischen Kräften*

❖ *den fruchtbaren Umgang mit sich selbst und anderen*

❖ *sich der Kraft des Gesprochenen bewusst zu werden*

❖ *das Aufgeben von Bewertungen*

❖ *die Erlebnisse in unserem Herzen wahrzunehmen*

❖ *sich für das Gemeinsame zu öffnen*

❖ *frei zu sein von allen Vorurteilen*

❖ *die Auflösung von Stolz, Distanz und Überheblichkeit*

❖ *den weiblichen, schöpferischen Aspekt*

❖ *den Weg nach außen*

❖ *bei tiefen seelischen Verletzungen*

❖ *bei immer wiederkehrenden Blockaden*

Den Ereignissen ohne Widerstand zu begegnen, einzutauchen in das, was kommt, öffnet uns die Augen für das, was wirklich ist.

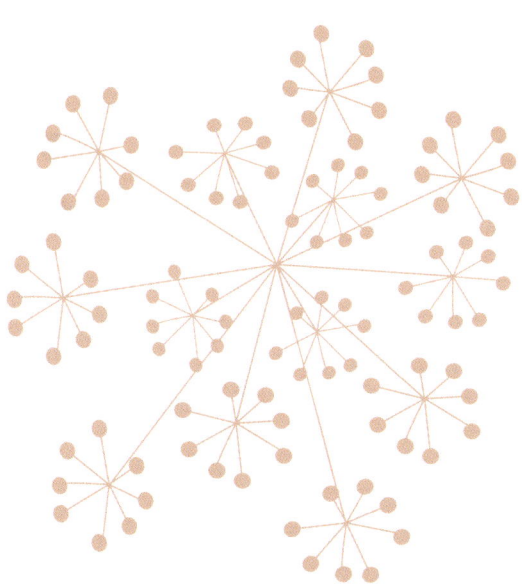

NR. 12 CALCIUM SULFURICUM D6
(schwefelsaures Calcium)

Gruppe: *Blutsalz*
Organe: *Leber, Galle, Herz, Milz, Hoden, Eierstöcke*
Weitere: *Gehirn, Muskeln*

❖ *bei eitrigen Prozessen*

❖ *bei rheumatischen Beschwerden*

❖ *regt den Stoffwechsel an*

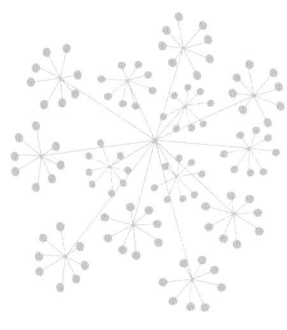

Energetische Querverbindungen zu Calcium sulfuricum

Nr. 12 Calcium sulfuricum	Hingabe zum Sein

Verwandte Themen:
Einsamkeit, Kommunikation, Angst, Gleichgewicht, Erwartungen, Freude, Festhalten, Planen, Optimismus

Blütenessenzen

Bachblüten

Water Violet	unterstützt Kontaktfähigkeit; hilft, wenn man sich einsam fühlt; befreit von Distanziertheit, die aus einem Überlegenheitsgefühl resultiert
Crab Apple	zur Reinigung und Läuterung; um klares Bewusstsein zu erlangen
White Chestnut	für Klarheit des Geistes; hilft, sich von unnötigen Gedanken zu befreien

Kalifornische Blütenessenzen

Cosmos	unterstützt Kommunikation; bei überregter Sprache, für klare Formulierungen
Lavender	für Stille; beruhigt bei überreizten Nerven und nervösen Beschwerden

Pomegranate	unterstützt weibliche Kreativität; um Karriere und Familie in Einklang zu bringen; hilft, mit schöpferischen Kräften umzugehen

Australische Buschessenzen

Grey Spider Flower	bei panischer Angst, bei Albträumen; für Vertrauen, Gelassenheit und Mut
Kapok Bush	bei Resignation und Apathie; für Beharrlichkeit; steigert Bereitschaft, Dinge auszuprobieren
Old man Banksia	bei Müdigkeit, Schwerfälligkeit; für Menschen, die ihre Sorgen verbergen

Meditationsessenzen

Meisteressenzen

Lady Portia	bringt ins Gleichgewicht; hilft, die innere Balance zu halten
Lady Nada	um sich angenommen zu fühlen und den eigenen Körper annehmen zu können; für Lebensgenuss
Angelika	für die Transformation der Vergangenheit; hilft, Wunden aus der Vergangenheit zu heilen

Erzengelessenzen

Gabriel	stärkt Freude und Hoffnung, lässt Erwartungen, Wünsche und Sehnsüchte erkennen

Uriel	aktiviert Schöpferkraft, Tatkraft, Entschlusskraft; schafft Struktur
Chamuel	für Beschwingtheit und Schwingungserhöhung; unterstützt dabei, alten Ballast abzuwerfen

Edelsteinessenzen

Malachit	zum Auflösen von Ängsten; unterstützt beim Loslassen; hilft, Neues zu wagen und Vertrauen zu finden
Turmalin	unterstützt den Weg nach außen; bei tiefen seelischen Verletzungen
Goldtopas	für Reinigung auf allen Ebenen; unterstützt das Ablegen von alten Gedankenmustern und Vorstellungen

Ergänzungsmineralstoffe

Nr. 26 Selenium	zur Stärkung des Immunsystems; bei Stoffwechselstörung der Leber
Nr. 24 Arsenum jodatum	gut für die Haut; stärkt die Lunge; hilft bei Heuschnupfen,
Nr. 15 Kalium jodatum	hilft bei Gelenkbeschwerden wie Rheuma und Arthritis; antioxidative Wirkung

Jin Shin Jyutsu (Energieschlösser)

Thema: Trauer; Selbsthilfe: Ringfinger halten;
Energieschlösser: 2, 4, 7, 14, 17

Der Neumond

Der Neumond, als nächtens ich erwacht,
zu meiner Liebsten mich gebracht.
Zärtlich kuschle ich an ihr,
obwohl sie nicht ist hier bei mir.
Fühl die wunderbare Wärme, diesen zarten Duft,
der sich verteilt in der ganzen Luft.

Spür den Atem, ihren Herzschlag, ihren Puls,
mit meiner Hand ich sie berühr,
ich ihre Sinnlichkeit, die Schönheit spür.
Die Haut so sanft, so wunderbar,
ihr Haar so fein, so weich,
ich nun darüber streich.

Dies alles zu erleben hier,
in dieser Nacht,
ein Geschenk des Himmels,
welch eine Pracht,
und spüre mein Herz, wie es lacht.

Der Neumond war's,
der die Gedanken mir gebracht,
sie so hell und klar gemacht.
Zu erkennen der Liebe Schein,
zu erkennen, wie schön es ist,
nicht ganz allein zu sein.

Zu nehmen, wie es ist,
zu nehmen, was es ist,
geführt auf allen Wegen,
durch die Liebe und Gottes Segen.

16. Oktober 2010, 4:16 Uhr

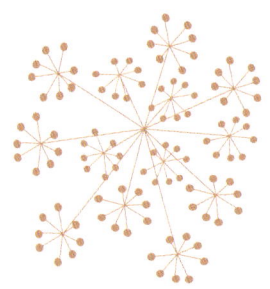

Nichts Schöneres kann es geben,
als die Schönheit in sich zu entdecken.

AUSWAHL UND EINNAHME DER SCHÜSSLER-SALZE

Auswahlmöglichkeiten

Es bieten sich verschiedene Möglichkeiten an, wie man die passenden Schüßler-Salze auswählen kann.

Antlitzanalyse nach Dr. Kurt Hickethier

Schon Dr. Schüßler erwähnt in seinem Werk, dass der Bedarf an Schüßler-Salzen im Gesicht zu erkennen ist. Dies hat Dr. Hickethier aufgegriffen und eine Lehre entwickelt, die es ermöglicht, den Bedarf von Schüßler-Salzen im Gesicht abzulesen.

Die verschiedenen Merkmale der einzelnen Schüßler-Salze ermöglichen es, gezielt den jeweiligen Bedarf zur Vorsorge oder im akuten Fall zu bestimmen. Es handelt sich hierbei um keine medizinische Diagnostik, und es wird auch keine Auskunft über die Organbeschaffenheit gegeben.

Auswahl über die geistigen, seelischen, energetischen Aspekte oder über die körperlichen Wirkungsweisen

Auswahl mithilfe der Kinesiologie, der Astrologie, der Bioresonanz, des Pendels oder der Rute

Auswahl durch Intuition

Wenn man bereits Schüßler-Salze besitzt, dann stellt man diese vor sich auf und wählt, ohne die Nummern oder die Namen zu sehen, ein oder mehrere Salze aus, so, wie bei den Bachblüten.

Auswahl nach Geschmack

Manchmal schmecken die Schüßler-Salze sehr süß, oder sie zergehen sehr schnell im Mund, das ist oft ein Hinweis auf den Bedarf.

Aufnahmemöglichkeiten

Aufnahme über die Mundschleimhäute

Pastillen

Man gibt die Anzahl der benötigten Schüßler-Salze in ein Döschen und lässt die Pastillen über den Tag verteilt im Munde zergehen.

Es können grundsätzlich alle Schüßler-Salze miteinander eingenommen werden. Es gibt eine Vielzahl von Unterlagen, in denen immer wieder widersprüchlich, oft auch gegensätzlich formuliert wird. In der Praxis konnten ich und andere langjährige Berater jedoch keine Einschränkung der Wirkung feststellen.

Die intensivste Aufnahme erfolgt, wenn die Pastillen einzeln durch den Speichel aufgelöst, das heißt langsam gelutscht werden, dabei spielt die Reihenfolge der verschiedenen Schüßler-Salze keine Rolle.

Flüssige Schüßler-Salze

Für Menschen mit Lactoseunverträglichkeit bieten sich die in Alkohol gelösten Schüßler-Salze an (Dilutionen). Eine Pastille entspricht fünf Tropfen.

Man gibt die Tropfen in einen viertel Liter Wasser und trinkt diesen langsam über den Tag verteilt. Am besten ist es, wenn man die Schüßler-Salze nicht gleich hinunterschluckt, sondern sie eine Zeit lang im Mund behält, damit die Mundschleimhäute sie optimal aufnehmen können.

Um den Alkoholgehalt zu vermindern, kann der »Cocktail« erwärmt oder noch weiter mit Wasser verdünnt werden.

Energetische Aufnahme

Die energetische Aufnahme kann mittels eines Bioresonanzgerätes, durch eine kinesiologische Anwendung, durch geistige Übertragung oder nur durch das Halten eines Schüßler-Salzes bis hin zum Einsprühen von flüssigen Schüßler-Salzen in die Aura erfolgen.

Äußerliche Anwendung

Die äußerliche Anwendung kann durch Bäder, Cremes, Salben, Gels, Waschungen und Umschläge erfolgen.

Einnahmeempfehlungen

Allgemein

Die Schüßler-Salze sollten nicht zu den Mahlzeiten eingenommen werden, sondern mindestens eine halbe Stunde vor oder danach. Ansonsten können sie über den ganzen Tag verteilt eingenommen werden.

In der Praxis haben sich folgende Einnahmemengen pro Tag bestens bewährt:

- *Kinder bis 6 Jahre: 1 bis 2 Pastillen (5 bis 10 Tropfen)*

- *Kinder bis 12 Jahre: 3 bis 4 Pastillen (15 bis 20 Tropfen)*

- *Erwachsene: 5 bis 6 Pastillen (25 bis 30 Tropfen)*

Bei akuten Mangelerscheinungen

Hier lässt man alle 3 bis 5 Minuten eine Pastille (5 Tropfen) im Mund zergehen.

Cocktail

Die verschiedenen Schüßler-Salze können einzeln oder mehrere gemeinsam in ca. 50 ml lauwarmen Wasser aufgelöst werden.

Wenn Magnesium phosphoricum unter den Salzen ist, wirkt dieses besser, wenn das Wasser kurz aufgekocht wurde.

Der Cocktail sollte schluckweise getrunken werden, wobei jeder Schluck möglichst lange im Mund behalten werden sollte, damit die Wirkstoffe durch die Mundschleimhaut optimal aufgenommen werden können.

Zum Umrühren wird am besten ein Holz- oder Plastiklöffel verwendet.

Für Diabetiker und Menschen mit Lactoseunverträglichkeit bieten sich die in Alkohol gelösten Schüßler-Salze (Dilutionen) an. Ansonsten kann man den Cocktail auch stehen lassen, bis sich der Milchzucker abgesetzt hat, und den darüber liegenden Teil einnehmen.

Säuglinge

Bei Säuglingen, die noch gestillt werden, sollte die Mutter die für das Baby benötigten Schüßler-Salze einnehmen. Ansonsten können dem Baby die Pastillen aufgelöst gegeben oder pulveriesiert bzw. zerkleinert auf die Zunge gestreut werden.

Einnahmezeitraum

Die Salze können in den erwähnten Dosierungen über Monate, bei chronischen Krankheitszuständen sogar über Jahre hinweg eingenommen werden, ohne dass eine Gewöhnung eintritt. Die Akutdosierung wird nur angewendet, solange der akute Zustand anhält.

Auf ausreichende Flüssigkeitszufuhr achten!

Bei der Einnahme von Mineralstoffen nach Dr. Schüßler ist bei der Langzeiteinnahme wie auch in Akutsituationen darauf zu achten, dass genügend Flüssigkeit aufgenommen wird. Durch die Mineralstoffe werden die reinigenden und ausscheidenden Funktionen des Körpers angeregt. Die gelösten Belastungsstoffe brauchen als Transportmittel genügend Flüssigkeit. Hier bieten sich basische Heilwässer zur Unterstützung an, wie z. B. das hoch schwingende Mehrner Heilwasser aus Tirol, das einen pH-Wert von 7,3 aufweist und von dem Wasserforscher Masaru Emoto zertifiziert wurde.

Einnahmezeiten

Bei der Einnahme der Mineralstoffe nach Dr. Schüßler ist, wie bereits beschrieben, eine Empfehlung von Einnahmezeiten nicht notwendig.

Reaktionen

Durch die Einnahme der Schüßler-Salze kann es manchmal vorkommen, dass sich Schmerzen, Hautausschläge usw. kurzfristig verstärken. Man kennt das auch aus der Homöopathie und bezeichnet es als »Erstverschlimmerung«. Das ist ein Zeichen dafür, dass die Schüßler-Salze beginnen zu wirken. In der Regel lassen die Erstverschlimmerungen nach einigen Tagen nach.

Abschließend ...

Trotz all der vorgenannten Empfehlungen, die sich über die Jahrzehnte gezeigt haben, sollte man nicht vergessen, auf das eigene Gefühl, die eigene Wahrnehmung, die eigene Intuition zu achten, denn nur so findet man den ganz persönlichen Zugang zu den Schüßler-Salzen. So kann sich eine freie, unkomplizierte Handhabung entwickeln, die dazu beiträgt, dass sich die Schüßler-Salze in ihrem gesamten Wirkungsbereich optimal entfalten können und so einem als wertvolle Begleiter zur Verfügung stehen.

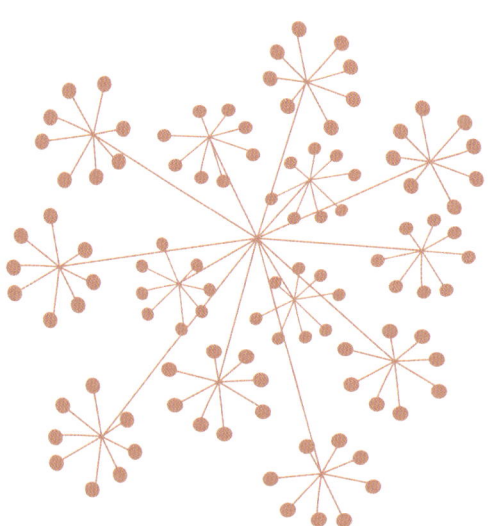

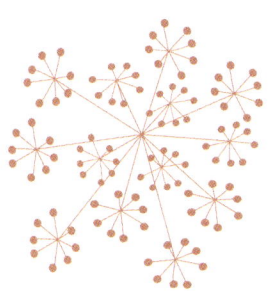

Ein erfülltes Leben braucht nichts anderes
als das Vertrauen in die göttliche Führung.

ENDE UND ANFANG

Nun ist unsere gemeinsame Reise in die seelische, energetische, geistige Welt der Schüßler-Salze zu Ende, wobei es ja nie ein Ende gibt, denn das Ende ist ja gleichzeitig der Beginn von etwas Neuem.

So wird auch das, was immer du aus diesem Buch für dich oder für andere mitgenommen hast, weiterwirken und das daraus entstehen, was entstehen soll.

Ich bedanke mich von ganzem Herzen bei dir, lieber Leser. Ich bedanke mich bei allen, die mich dabei unterstützt haben, dass dies alles durch mich sichtbar wurde, bei all jenen, denen ich bisher begegnen durfte und noch begegnen darf.

Als Ausdruck der Demut und Dankbarkeit für dies alles, für das Leben, das allumfassende Göttliche, das mich auch durch die Begegnung mit Karoline, meiner Liebsten, zu all diesen Versen inspiriert hat, noch ein letzter Vers für Karoline in Liebe.

Alles Liebe und eine segensreiche Zeit!

Herzlichst

Friedrich Kopsche

Om Tat Sat

Du Liebste

In deine Lieb ergeben, bin ich voll erwacht,
des hellen Scheins des Mondes nun bedacht,
zu früher Stunde kann ich sein,
in deiner Nähe ganz allein.
Wenngleich auch fern von mir,
bist du so nah,
empfinde ich, was sich einst gebar, die Liebe.

Frohlocken, Jubel sind in mir,
sich dieser zarten Schönheit zu ergeben,
dem süßen Munde anvertraut,
erlebe ich den Duft von deiner Haut.

Im weichen Angesicht, das ich berührt,
erfahre ich, was mich verführt.
Das Strahlen deiner Augen mag es sein
oder doch dein sanftes Lächeln,
ich weiß es nicht, drum halt ich ein.

Nach deiner Stimme horchend,
leise, still, will ich vernehmen, was ich will,
sich darin selig zu erleben,
was will ich mehr in meinem Leben.

Die Liebe hat's ans Licht gebracht,
was ich vernommen habe heute Nacht,
ein süßer Traum der Wirklichkeit,
der nie zu Ende geht in dieser Zeit.

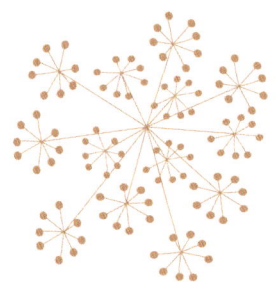

Lebe, und verwirkliche dich,
dann wirst du dich kennenlernen
und staunen, wer du *bist.*

KURZINFORMATIONEN ZU ANDEREN HEILWEISEN

Bachblüten und andere Essenzen

Seele, Geist und Körper stehen im Einklang – ein Ziel, das man mit Blütenessenzen erreichen kann.

Die Nutzung der heilenden Eigenschaften von Blütenessenzen ist in vielen Kulturen eine sehr alte Kunst. Bei uns sind die Essenzen vor allem durch den englischen Arzt Edward Bach (Bachblüten) bekannt geworden. Sein Bestreben war es, die Heil bringenden Schwingungen von wild wachsenden Heilpflanzen, Bäumen und Sträuchern für uns Menschen zugänglich zu machen. Dazu entwickelte er zwei Methoden, die Sonnenmethode und die Kochmethode, durch die die hoch schwingenden Heileigenschaften der Pflanzen in Essenzen zum Einnehmen bereitgestellt werden.

Inspiriert von der Vision Dr. Bachs und basierend auf seiner Grundlagenforschung entstanden über die letzten Jahrzehnte hinweg viele neue wirkungsvolle Essenzen aus den verschiedensten Pflanzen und von anderen Kontinenten. Die am meisten verwendeten Essenzen neben den Bachblüten sind die kalifornischen und australischen Essenzen oder auch Essenzen aus Getreide, Obst und Gemüse. Bewährt haben sich auch die Essenzen aus Edelsteinen, wie z. B. Turmalin, Rosenquarz, Amethyst und Bergkristall, die auch zur energetischen Wasserbelebung verwendet werden.

Eine andere Form, die sich daraus entwickelt hat (nur zur äußerlichen Anwendung), sind die Meditationsessenzen, die uns mit der Energie von Engeln und Erzengeln, von aufgestiegenen Meistern, wie z. B. Saint Germain, Lady Nada, Kwan Yin und Christus, in Verbindung bringen und somit unser Energiefeld reinigen und stärken können.

Alle diese Essenzen haben in den vergangenen Jahren im Bereich der ganzheitlichen Gesundheitspflege eine sehr große Bedeutung erlangt. Denn sie helfen dem Menschen, Körper, Geist und Seele in Einklang zu bringen und das zu werden und zu dem zu stehen, was er seinem innersten Wesen nach ist.

Sie bringen nicht nur Klarheit und bewusstes Denken, sondern helfen dem Menschen auch dabei, seine intuitiven Fähigkeiten zu entwickeln. Mit diesen Essenzen können Glaubenssysteme aufgelöst werden, damit z. B. Liebe, Mut und Freude sichtbar werden. Sie sind eine Unterstützung auf allen Ebenen – Gesundheit, Vitalität und Beziehungen –, sie sind frei von Nebenwirkungen und ergänzen sich hervorragend mit anderen alternativen Heilweisen, besonders mit den Schüßler-Salzen, aber auch mit der Schulmedizin.

Am bekanntesten sind die Notfalltropfen, die sehr effektiv in Stresssituationen, bei Lampenfieber, Schulangst, in Schockzuständen usw. eingesetzt werden. Ihre Wirkung kann mit den kalifornischen Blütenessenzen Self Heal und Arnica noch verstärkt werden.

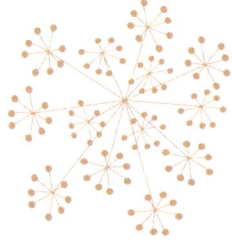

Blüten- und Edelsteinessenzen

Auswahl

Allgemein empfiehlt es sich, eine Blütenmischung gemeinsam mit einer Blütenberaterin bzw. einem Blütenberater auzuwählen. Da jedoch nicht immer eine solche Person in unmittelbarer Nähe ist, kann man auch selbst anhand von Blütenkarten und Büchern eine eigene Blütenmischung zusammenstellen und sich in einer Apotheke mischen lassen.

Als eine weitere sehr gute Möglichkeit, die richtigen Essenzen für sich auszuwählen, haben sich die Kombinationsessenzen erwiesen. Diese fertigen Blütenmischungen sind auf bestimmte Themen abgestimmt.[*]

Anderer Methoden der Auswahl bieten die Kinesiologie, die Bioresonanz, das Pendel, die Rute u. v. m.

Anwendung

Die Einnahme kann unverdünnt und direkt aus der Stockbottle erfolgen. Man gibt dazu 1 bis 2 Tropfen direkt auf die Zunge.

Man kann auch eine Einnahmeflasche (mit Pipette oder Tropfer) verwenden. Dazu füllt man ein Fläschchen, das 20 bis 30 ml fasst, mit Wasser und gibt jeweils 3 Tropfen von den ausgewählten Essenzen hinein. Es ist empfehlenswert, maximal 5 ausgewählte Essenzen miteinander zu mischen, die verschiedenen Essenzenarten (kalifornische, australische …) können dabei beliebig kombiniert werden. Es hat sich bewährt, 3-mal täglich 5 Tropfen einzunehmen, bei Bedarf auch mehr.

---

[*] Auf der Homepage www.bluetenmischung.at finden Sie dazu alle Informationen. Dort können Sie die für Sie passende Blütenmischung auswählen und sich zusenden lassen.

Ergänzungsmineralstoffe

Wenn wir von Ergänzungsmineralstoffen sprechen, dann meinen wir 15 Mineralstoffkombinationen, die als Ergänzung zu den 12 Schüßler-Salzen angewendet werden können.

Diese Ergänzungsmittel hat Dr. Schüßler selbst nicht gekannt, er hat die 12 Schüßler-Salze als abgeschlossene Therapieform betrachtet. In der Praxis hat sich jedoch gezeigt, dass die Ergänzungsstoffe eine gute Möglichkeit darstellen, wenn die Wirkung der 12 Schüßler-Salze nicht ausreichend sein sollte.

Anwendung und Einnahme
Die Ergänzungsmineralstoffe können in Kombination mit den Schüßler-Salzen oder auch alleine angewendet und eingenommen werden. Die Anwendung und die Einnahmemöglichkeiten sind in etwa die gleichen wie bei den Schüßler-Salzen, jedoch ist die Dosierung niedriger.

Jin Shin Jyutsu

Jin
der Mensch, der du bist

Shin
der Schöpfer, der dich führt

Jyutsu
die Kunst, die dir alle Freiheiten lässt, die
Anwendungsform zu finden, die für dich am besten ist

Seit 1996 praktiziere ich Jin Shin Jyutsu und lehre es mittlerweile auch in Einzelsitzungen oder Workshops. Ich bin immer wieder tief berührt über diese sanfte Stille der innerlichen und äußerlichen Erneuerung, die dabei geschieht. Diese Erneuerung passiert ganz einfach von selbst, ohne großes Wissen oder Techniken, man legt nur die Hände auf verschiedene Punkte des Körpers – kein Massieren, Drücken oder Kneten. So einfach ist das.

Jin Shin Jyutsu ist eine uralte japanische Heilweise, die von Jiro Murai wiederbelebt und von Mary Burmeister nach Europa gebracht wurde.

Sie beruht im Wesentlichen auf dem Berühren von 26 Punkten, den sogenannten Energieschlössern. Dabei wird das Energiesystem auf sanfte Weise erneuert und gestärkt, energetische Blockaden werden gelöst.

Jin Shin Jyutsu hat nicht zum Ziel, die Behandlung durch anerkannte medizinische Instanzen zu ersetzen. Es ist eine Kunst, die man zur Stärkung der Lebensenergie und der Selbstheilungskräfte anwenden kann. Sie unterstützt uns, den Stress und die Spannungen, die sich in unserem täglichen Leben ansammeln, abzubauen.

Sowohl für diejenigen unter uns, die unter Gesundheitsstörungen leiden, als auch für die, die ganz einfach etwas zur Aufrechterhaltung von Gesundheit und Wohlbefinden beitragen möchten, ist die Kunst des Jin Shin Jyutsu eine einfache und kraftvolle Methode, die jedem zur Verfügung steht. Sie ermöglicht es, die Gesundheit buchstäblich in die eigenen Hände zu nehmen und begünstigt auf diese Weise den Prozess, sich selbst kennenzulernen, sich selbst helfen zu können. Das Einzige, was man hierfür als »Werkzeug« benötigt, sind die Hände. Mit ihnen kann man die Energieschlösser oder auch nur die Finger berühren und somit die Selbstheilungskräfte aktivieren, egal wo man sich auch gerade befindet.

Anwendungsmöglichkeiten

Jin Shin Jyutsu bietet eine Vielzahl von Anwendungsmöglichkeiten: beginnend mit bestimmten Sequenzen, wo verschiedene Energieschlösser durch das Berühren (»Strömen«) miteinander verbunden werden, über das Berühren einzelner Energieschlösser bis hin zum einfachen Fingerhalten.

Anwendung durch Jin-Shin-Jyutsu-Praktiker

In einer ca. 50-minütigen Sitzung, in der der Jin-Shin-Jyutsu-Praktiker durch das Berühren mit seinen Händen verschiedene Energieschlösser miteinander verbindet, können sich Geist und Körper tief entspannen und dabei still erneuern.

Eigenanwendung durch Berühren der Energieschlösser

Es ist egal, welches Energieschloss man für sich auswählt, man kann überall einsteigen.

Der Wirkungsbereich des Energieschlosses umfasst einen Radius von 7 cm, daher genügt es, einfach die Hände für einige Minuten über das Energieschloss zu legen, ohne es zu drücken oder zu massieren. Danach kann man zu einem anderen Energieschloss übergehen, man berührt so viele, wie man möchte. Man fühlt einfach, was geschieht.*

---

* Buchempfehlung: Riegger-Krause, Waltraud: *Jin Shin Jyutsu. Die Kunst der Selbstheilung durch Auflegen der Hände,* Südwest Verlag 2005

Eigenanwendung durch Fingerhalten

Das ist die einfachste, überall und zu jeder Zeit mögliche Form, Jin Shin Jyutsu auszuführen, die einfachste Art, um sich selbst zu begegnen. Die Finger sind wie Starthilfekabel bei einem Auto, sie geben den Impuls zur Aktivierung der Energieschlösser. Jedem Finger sind Energieschlösser zugeordnet, und jeder Finger hat seinen seelischen Aspekt.

Einmal am Tag hält man die 10 Finger einige Minuten lang – kein Drücken, kein Massieren. So werden alle Energieschlösser aktiviert. Begonnen werden kann mit jedem beliebigen Finger. Man kann auch unterbrechen und neu mit einem anderen beginnen. Damit stärkt und regeneriert man das eigene Energiefeld, die regelmäßige Ausführung ist entscheidend.

Wenn Stress den Alltag beherrscht, dann hält man einfach die Finger (der Daumen ist immer hilfreich) oder den Handballen.

Daumen:
seelisches Thema: Sorge (alles, worüber man sich Sorgen machen)
aktiviert Energieschlösser: 1, 9, 16, 19, 21
unterstützt: Magen, Milz, Hautoberfläche

Zeigefinger:
seelisches Thema : Angst (alles, was einem Angst macht)
aktiviert Energieschlösser: 5, 8, 10, 11, 22
unterstützt: Blase, Niere, Ausscheidungsorgane

Mittelfinger:
seelische Themen : Wut, Ärger (alles, worüber man sich ärgert)
aktiviert Energieschlösser: 3, 6, 12, 13, 25
unterstützt: Leber, Galle, Blut, Lymphe

Ringfinger:

seelisches Thema : Trauer (alles, worum man trauert)
aktiviert Energieschlösser: 2, 4, 7, 14, 17
unterstützt: Lunge, Dickdarm, Bindegewebe

kleiner Finger:

seelisches Thema: Verstellung (nicht zeigen, wie und wer man
wirklich ist und was man fühlt)
aktiviert Energieschlösser: 15, 18, 20, 23, 24
unterstützt: Herz, Dünndarm, Knochenaufbau

Handfläche innen:

seelisches Thema : Vollkommenheit (Alles ist, wie es ist.)
aktiviert Energieschlösser: 26 und alle anderen
unterstützt: vitale Lebenskraft

Mit Jin Shin Jyutsu sich selbst kennenzulernen ist ein Geschenk,
eine einfache, unscheinbare Kostbarkeit, die uns die Möglichkeit
gibt, uns auf allen Ebenen still und sanft zu erneuern.

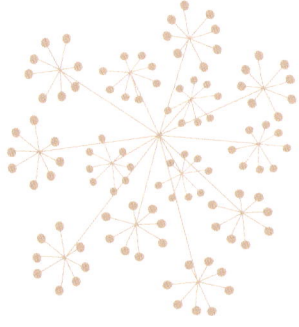

INDISCHE WEISHEIT

Zum Abschluss dieses Buches möchte ich noch ein Geschenk, eine indische Weisheit, mit dir teilen, das ich vor einiger Zeit erhalten habe. Darin fand ich meine Lebenseinstellung und die vieler anderer Menschen wieder.

In Indien lehrt man die vier Gesetze der Spiritualität. Das erste Gesetz besagt:

Die Person, die dir begegnet, ist die richtige.

Das soll heißen, dass niemand rein zufällig in unser Leben tritt, alle Personen, die uns umgeben, die sich mit uns austauschen, haben einen Zweck, entweder lehren sie uns etwas oder sie bringen uns in einer Situation voran.

Das zweite Gesetz besagt:

Das, was passiert, ist das Einzige, was passieren kann.

Nichts, wirklich absolut nichts von dem, was uns passiert ist, hätte anders geschehen können, nicht einmal das am unbedeutendsten erscheinende Detail. Es gibt einfach kein »Wenn ich das anders gemacht hätte, dann wäre es anders gekommen«. Nein, das was passiert ist, ist das Einzige, was passieren konnte. Es musste passieren, damit wir unsere Lektion lernen, um vorwärtszukommen. Jede einzelne Situation, in der wir uns im Leben wiederfinden, ist absolut perfekt, auch wenn unser Verstand und unser Ego sich dem widersetzen und es nicht akzeptieren wollen.

Das dritte Gesetz besagt:

Jeder Moment, in dem etwas beginnt, ist der richtige Moment.

Alles beginnt genau im richtigen Moment, nicht früher und nicht später. Wenn wir dafür bereit sind, dass etwas Neues in unserem Leben passiert, ist es bereits da, um zu beginnen.

Hier das vierte und letzte Gesetz:

Was zu Ende ist, ist zu Ende.

So einfach ist es. Wenn etwas in unserem Leben endet, dient es unserer Entwicklung. Deshalb ist es besser, loszulassen und vorwärtszugehen, beschenkt mit den gemachten Erfahrungen.

Lass es dir gut gehen. Liebe mit deinem ganzen Sein, und sei glücklich ohne Ende!

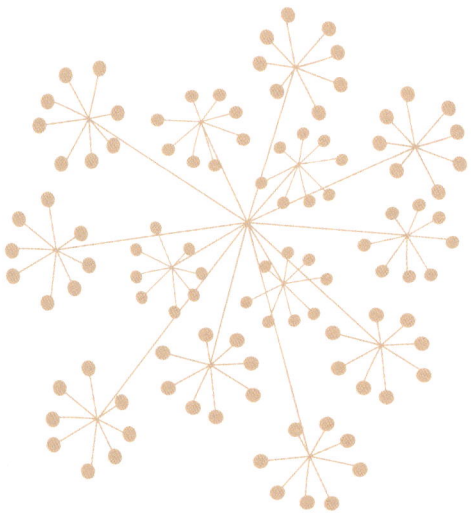

Der Autor

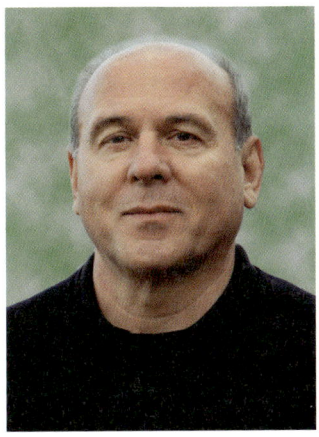

Friedrich Kopsche ist seit 1994 selbstständiger Unternehmer im Bereich Gesundheit. Er ist ausgebildeter Mineralstoffberater nach Dr. Schüßler, Bachblütenberater, Antlitzanalyst nach Dr. Hickethier und Praktiker für Jin Shin Jyutsu. In diesen Bereichen bietet er persönliche Beratung an, leitet Workshops und hält Vorträge und Seminare.

Weitere Informationen erhalten Sie unter:
www.kopsche.at

Literaturempfehlungen

Kaminski, Patricia; Katz, Richard: *Handbuch der kalifornischen und englischen Blütenessenzen,* AT Verlag 1996

Kellenberger, Richard; Kellenberger, Christine; Kopsche, Friedrich: *Mineralstoffe nach Dr. Schüssler. Ein Tor zu körperlicher und seelischer Gesundheit,* AT Verlag 2010

Lindemann, Günther: *Dr. med Wilhelm Heinrich Schüßler. Sein Leben und Werk,* Isensee Verlag 1992

Riegger-Krause, Waltraud: *Jin Shin Jyutsu. Die Kunst der Selbstheilung durch Auflegen der Hände,* Südwest Verlag 2005

Schüßler, Wilhelm H.: *Eine Abgekürzte Therapie. Anleitung zur biochemischen Behandlung der Krankheiten,* WZG-Verlag 2010

Zimmermann; Ruth Eleonore: *Blütenessenzen. Die Sprache des Herzens, Blütenessenzen nach Dr. Bach, entdecken – verstehen – anwenden,* Careisma Verlag 2010

Bildnachweis

Schmuckelement: entnommen fotolia_29926345/© Larysa Diachenko

Bilder auf den Seiten 40, 48, 56, 66, 74, 82, 92, 100, 108, 118, 126, 134: © Friedrich Kopsche

Bild auf Seite 11: fotolia_26692013/© Taalvi

Hintergrund der Gedichte: fotolia_36446096/© mozZz

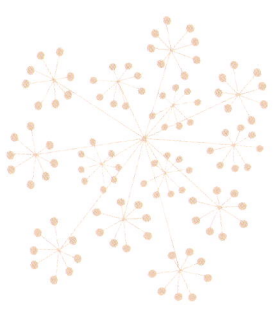

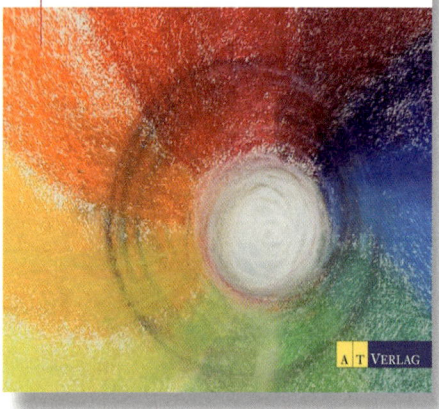

Richard Kellenberger,
Christine Kellenberger,
Friedrich Kopsche

Mineralstoffe nach Dr. Schüssler

*Ein Tor zu körperlicher und
seelischer Gesundheit*

ISBN 978-3-03800-511-7
294 Seiten

Die Mineralstofftherapie ist eine einfache, risikolose und für jedermann anwendbare Heilmethode. Nach ihrem Entdecker, Dr. med. W. H. Schüßler, sind viele körperliche und seelische Leiden auf einen Mangel an anorganischen Stoffen im Körper zurückzuführen. Im Zentrum der Therapie stehen 12 körpereigene Mineralsalze, die rezeptfrei erhältlich sind. In diesem Buch gehen die Autoren unter Berücksichtigung neuster Erkenntnisse ihre langjährige Erfahrung aus Heilpraxis und Seminaren weiter. Neben der Behandlung körperlicher Krankheiten werden auch seelische Zustände und Verhaltensweisen mit einbezogen sowie Hinweise auf die Ernährung gegeben. Ein besonderes Augenmerk gilt der äußeren Anwendung in Form von Salben, Bädern, Wickeln und Umschlägen. Ergänzungsmittel werden ausführlich besprochen. Der klare Aufbau mit ausführlichem Symptomregister und die leicht verständliche Darstellung machen dieses Buch zu einem aktuellen, praxisnahen Ratgeber und wertvollen Begleiter.